国家卫生健康委员会"十四五"规划教材

全国中等卫生职业教育配套教材

供护理专业用

老年护理
学习指导

主　编　刘军英　张小燕

副主编　刘　静　洪　敏

编　者（以姓氏笔画为序）

马牧林（山东省烟台护士学校）

刘　静（温州护士学校）

刘军英（山东省济宁卫生学校）

李姮瑛（四川省南充卫生学校）

杨　娜（太原市卫生学校）

杨　梅（桂东卫生学校）

张小燕（太原市卫生学校）

洪　敏（沈阳市中医药学校）

秦勤爱（吕梁市卫生学校）

葛珊珊（山西医科大学第一医院）

人民卫生出版社
·北京·

图书在版编目（CIP）数据

老年护理学习指导 / 刘军英，张小燕主编 . —北京：
人民卫生出版社，2023.7
ISBN 978-7-117-35098-3

Ⅰ . ①老… Ⅱ . ①刘…②张… Ⅲ . ①老年医学－护
理学－医学院校－教学参考资料 Ⅳ . ①R473

中国国家版本馆 CIP 数据核字（2023）第 141793 号

人卫智网	www.ipmph.com	医学教育、学术、考试、健康，购书智慧智能综合服务平台
人卫官网	www.pmph.com	人卫官方资讯发布平台

老年护理学习指导

Laonian Huli Xuexi Zhidao

主　　编：刘军英　张小燕
出版发行：人民卫生出版社（中继线 010-59780011）
地　　址：北京市朝阳区潘家园南里 19 号
邮　　编：100021
E - mail：pmph @ pmph.com
购书热线：010-59787592　010-59787584　010-65264830
印　　刷：天津画中画印刷有限公司
经　　销：新华书店
开　　本：787×1092　1/16　　印张：9
字　　数：166 千字
版　　次：2023 年 7 月第 1 版
印　　次：2023 年 9 月第 1 次印刷
标准书号：ISBN 978-7-117-35098-3
定　　价：32.00 元

打击盗版举报电话：010-59787491　E-mail：WQ @ pmph.com
质量问题联系电话：010-59787234　E-mail：zhiliang @ pmph.com
数字融合服务电话：4001118166　E-mail：zengzhi @ pmph.com

前 言

《老年护理学习指导》由来自全国不同院校的双师型护理教师与临床护理专家，在全国中等卫生职业教育教材《老年护理》(第4版)的基础上，紧扣专业培养目标与教学标准，根据课程教学要求以及全国护士执业资格考试大纲而精心编撰的配套学习用书。

本书结合《老年护理》(第4版)教材内容，简明扼要地对各章节重点难点进行归纳总结。依据全国护士执业资格考试大纲，准确提炼教材相关章节的高频考点。参照全国护士执业资格考试题型，编写了A1、A2、A3/A4型模拟习题，对接职业岗位场景，增加案例型选择题，理论知识与临床实践相结合，提高学生学习兴趣以及分析问题和解决问题的能力，突出职业素养与主要专业能力的培养。习题配置解析，帮助理解和记忆关键知识点。特别设置了综合习题，有利于学生对各章节相关知识点的融会贯通，学会比较性学习，加强对知识点的对比理解和记忆。

本书的编写力求与教学大纲、教学计划及主教材的一致性，试题结构的合理性，与全国护士执业资格考试相接轨，旨在为学生随时复习和检测学习效果，以及备战全国护士执业考试资格考试提供保障。本书亦可作为教师制订教学计划和教学辅导活动的参考用书。本书将帮助学生自主学习，顺利通过护士执业资格考试以及老年照护、失智老年人照护等职业技能等级证书考试，从而推进职业教育"岗课赛证"综合育人，有利于学生终身学习和可持续发展能力的培养，满足岗位需要、学教需要。

本书供全国中等卫生职业教育护理专业学生、在职护士及相关人员学习和参考使用。

因时间仓促，难免有错误、疏漏、重复等现象，真诚期待读者提出宝贵意见和建议，以便不断完善和提高学习指导用书的质量。

刘军英 张小燕
2023年2月

目 录

第一章 | 绪 论

一、重点难点解析

本章学习重点是人口老龄化、健康老龄化、老年护理学的概念；老年人年龄与老龄化社会的划分标准；老年护理的目标与原则；老年护理从业人员的素质。学习难点为老年护理的目标与原则。

（一）人口老龄化、健康老龄化、老年护理学的概念

1. 人口老龄化　简称人口老化，是指社会人口年龄结构中，老年人口占总人口中的比例不断上升的动态过程。导致人口老龄化的因素有出生率下降、死亡率下降、人口的迁移等。

2. 健康老龄化　是指在老龄化社会中，多数老年人的生理、心理和社会功能均处于完好状态，同时，社会和经济发展不受过度人口老龄化的影响。

3. 老年护理学　是一门研究、诊断和处理老年人对自身现存和潜在健康问题反应的学科，是护理学的一个分支，与社会科学、自然科学相互渗透。研究自然、社会、文化教育和生理、心理因素对老年人健康的影响，探讨用护理手段或措施解决老年人的健康问题。

（二）老年人年龄与老龄化社会的划分标准

1. 老年人年龄划分标准　世界卫生组织对老年人年龄的划分有两个标准，发达国家将 65 岁以上的人群定义为老年人，而发展中国家则将 60 岁以上的人群定义为老年人。

2. 老龄化社会的划分标准　世界卫生组织针对发达国家和发展中国家的不同人口年龄结构的状况，制定了不同的人口老龄化标准：发达国家 65 岁以上人口占总人口比例的 7% 以上，发展中国家 60 岁以上人口占总人口比例的 10% 以上，该国家（或地区）即成为老龄化国家（或地区），达到这个标准的社会即称为老龄化社会，见表 1-1。

表 1-1 老龄化社会的划分标准

	发达国家	发展中国家
老年人年龄界限	65 岁	60 岁
青年型（老年人口系数）	< 4%	< 8%
成年型（老年人口系数）	4%~7%	8%~10%
老年型（老年人口系数）	> 7%	> 10%

（三）老年护理的目标与原则

1. 老年护理的目标

（1）增强自我照顾能力：对于老年人的需求，老年医护人员经常寻求其他社会资源的协助，而很少考虑到老年人本身的资源。老年人在很多时候都以被动的形式生活在依赖、无价值、丧失权力的感受中，自我照顾意识逐渐淡化，久而久之将会丧失生活自理能力。因此，要善于利用老年人本身的资源，以健康教育为干预手段，采取多种措施，尽量强化、巩固和维持老年人的自我照顾能力及自我护理能力，避免过分依赖他人，从而增强老年人生活的信心，保持老年人的尊严。

（2）延缓恶化及衰退：广泛开展健康教育，提高老年人的自我保护意识，改变不良生活方式和行为，增进健康。通过三级预防策略，避免和减少危害健康的因素，做到早发现、早诊断、早治疗，防止病情恶化，预防并发症的发生，防止伤残，积极恢复健康。

（3）提高生活质量：护理的目标不仅仅是疾病的好转，寿命的延长，而应促进老年人在生理、心理和社会适应方面的完美状态，提高生活质量，体现生命的意义和价值。老年人要在健康的基础上长寿，而不是单纯满足人们长寿的愿望，让老年人抱病余生。

（4）做好安宁疗护：对待临终老年人，护理人员应从生理、心理和社会多方面做好服务，综合评估分析、识别、预测并满足临终老年人的需求，确保老年人生命的终末阶段有人陪伴和照护，能够无痛苦、舒适地度过人生的最后时光，并给家属以安慰。

2. 老年护理的原则 针对老年护理工作特殊的规律和专业要求，为了实现老年护理目标，在护理实践中应遵循相关护理原则。现代护理学基本理论如系统理论、需要理论、自理理论等，为护理实践活动提供了总的方向和方法论指导，可作为制定老年护理原则的依据。

（1）满足需求：健康与人的需求满足程度关系非常密切。因此，护理人员应满足老年人的多种需求。护理人员应增强对老化的认识，将正常和病态老化过程及老年人独特的心理、社会特性与一般护理学的知识和技术相结合,及时发现老年人现存和潜在的健康问题和各种需求,使护理活动能提供满足老年人多种需求和照护的内容,从而有助于老年人的健康发展。

（2）面向社会：老年护理的对象不仅包括老年病人,还应包括健康的老年人、老年人的家庭成员、家庭照顾者。因此,老年护理必须兼顾到医院、家庭和人群,老年护理工作不仅仅是在病房,而且也应包括家庭、社区和全社会,从某种意义上讲,家庭和社区护理更有其重要性,因为不仅本人受益,还可大大减轻家庭和社会的负担。

（3）整体护理：因为老年人的健康受生理、心理、社会适应能力等方面因素的影响,尤其老年病人往往患有多种疾病且彼此相互影响,所以,护理人员必须树立系统化整体护理的理念,研究多种因素对老年人健康的影响,提供多层次、全方位的护理。一方面要求护理人员对病人全面负责,在护理工作中注重病人身心健康的统一,解决病人的整体健康问题;另一方面要求护理业务、护理管理、护理制度、护理科研和护理教育各个环节的整体配合,共同保证老年护理水平的整体提高。

（4）个体化护理：影响衰老和健康的因素错综复杂,衰老是全身性的、多方面的、复杂的退化过程,老化程度因人而异,因此,既要遵循一般性护理原则,又要注意因人施护,遵循个体化护理的原则,做到有的放矢地护理。

（5）早期防护：衰老起于何时,尚无定论,又由于一些老年病发病演变时间长,如高脂血症、动脉粥样硬化、高血压、糖尿病、骨质疏松症等一般均起病于中青年时期,因此,一级预防应该及早进行,老年护理的实施应从中青年时期开始,进入老年期更加关注。要了解老年人常见病的病因、危险因素和保护因素,采取有效的预防措施,防止老年疾病的发生和发展。对于慢性病病人、残疾老年人,根据情况实施康复医疗和护理的开始时间越早越好。

（6）持之以恒：随着衰老,加之老年疾病病程长、并发症及后遗症多,多数老年病人的生活自理能力下降,有的甚至出现严重的生理功能障碍,对护理工作有较大的依赖性,老年人需要连续性照顾,如医院外的预防性照顾、心理护理、家庭护理等。因此,开展长期护理是必要的。对各年龄段的健康老年人、患病老年人均应做好细致、耐心、持之以恒的护理,减轻老年人因疾病和残疾所遭受的痛苦,缩短临终依赖期,在老年人生命的最后阶段提供系统的护理和社会支持。

（四）老年护理从业人员的素质

老年人具有特殊的生理心理特点,因此,对老年护理从业人员也提出了更高的要求。

1. 基本素质

（1）高度的责任心、爱心、细心、耐心与奉献精神：这是护理人员需具备的最重要的素质。每个人都有被尊重的需要，老年人更是如此。不论在任何情况下，护理人员都必须关心、理解、尊重老年人，不使老年人处于尴尬、难堪的境地。如礼貌的称谓、关切的目光、耐心的倾听，努力为老年人提供最佳护理服务。老年人一生操劳，对社会作出了很大的贡献，理应受到社会的尊重和敬爱，医护人员必须为他们争取各种权利。

老年人由于体力衰弱，多患有一种或多种疾病，而且心理状态极易受到各种因素的影响，因此有更多的健康问题和需求，对护理人员有较大的依赖性，增加了老年护理的复杂性和难度。所以，老年护理人员要以高度的责任感关注老年人，研究老年人群的特点，无论职位高低、病情轻重、贫富贵贱、远近亲疏、自我护理能力强弱，均应一视同仁，以足够的爱心、细心和耐心，全身心地为老年人提供个性化的最佳护理服务。

（2）"慎独"：护理老年病人要严肃认真，一丝不苟，严格履行岗位职责，认真恪守"慎独"精神，无论病人处于昏迷还是清醒状态，是否患有阿尔茨海默病或精神疾患均应自觉地对老年人的健康负责，都要忠实于老年病人的健康利益。

（3）良好的沟通技巧和团队合作精神：由于老年人身心特点的复杂性和特殊性，使老年护理的开展需要多学科的合作，需要老年人及其家庭照顾者的配合。因此，护理人员必须具备良好的沟通技巧和团队合作精神，促进专业人员、老年人、家庭照顾者之间的相互沟通与交流，及时发现并解决问题，促进老年人的康复。

2. 业务素质　老年护理是一门具有挑战性的专业。老年人全身各系统器官的功能逐渐衰退，身患多种疾病。因此，老年护理人员要全面掌握医疗护理专业知识，并能融会贯通，全系统、全方位地考虑和处理问题，同时还要精通老年护理所需要的心理学、伦理学、健康教育、人际沟通、法律法规等人文学科方面的知识，从而构建老年护理的 T 形知识结构，这样才能综合地分析和解决老年人的健康问题，帮助老年人实现健康方面的需求。

3. 能力素质　具备准确敏锐的观察能力、正确的判断能力、较强的分析问题和解决问题的能力、预见问题的能力、增强老年人自我护理的能力等，是对老年护理人员的能力素质要求。老年护理不仅仅是在医院中，更多的是在社区和家庭中进行。因此，护理人员能较强地独立地分析和解决老年人的健康问题。由于老年人的机体代偿能力相对较差，健康状况容易发生变化，因而要求护理人员应具备准确敏锐的观察能力、正确的判断能力，及时发现老年人的健康问题与各种细微的变化，有预见性地采取有效措施,满足老年人的健康需求。传统观念认为老年护理是尽善尽美地服侍老年人直至死亡,随着老年护理的发展,人们认为老年护理的实施能重新燃起老年人对生活的热爱,能最大限度地增强老年人的独立生活能力,帮助老年人树立独立生活的信心,进行自我护理,从而使其重返家庭和社会,最大限度地提升老年人的生活和生命质量。

二、习题与解析

（一）选择题

【A1 型题】

1. 老年护理作为一门独立的专业被确定下来是在
   A. 1966
   B. 1900
   C. 1961
   D. 1975
   E. 1976

答案:B

解析:1900 年在美国,老年护理作为一个独立的专业被确定下来。

2. 反映人口老龄化的重要指标是
   A. 老年人口系数
   B. 年龄中位数
   C. 老年抚养系数
   D. 长寿水平
   E. 性别比

答案:A

解析:老年人口系数又称老年人口比例,是指某国家或地区的总人口构成中,老年人口数占总人口数的比例,是反映人口老龄化的重要指标。

3. 下列**不属于**老化特征的是
   A. 累积性
   B. 渐进性
   C. 规律性
   D. 普遍性
   E. 危害性

答案:C

解析:老化的特征:普遍性、渐进性、内生性、危害性,没有规律性这个特征。

4. 我国进入人口老龄化国家行列的时间是
   A. 1980 年底
   B. 1989 年底
   C. 1990 年底
   D. 1999 年底
   E. 2000 年底

答案：D

解析：我国是世界上老年人口最多、增长最快的国家。于 1999 年底进入了人口老龄化国家的行列。

5. WHO 将人的年龄界限作了新的划分，年轻老年人的年龄为

   A. 44 岁以下
   B. 45～59 岁
   C. 60～74 岁
   D. 75～89 岁
   E. 90 岁以上

答案：C

解析：WHO 将人的年龄界限又作了新的划分：44 岁以下为青年人；45～59 岁为中年人；60～74 岁为年轻老年人；75～89 岁为老老年人；90 岁以上为非常老的老年人或长寿老年人。

6. 在发达国家属于成年型国家的老年人口系数是

   A. 4%～7%
   B. 6%～9%
   C. 8%～10%
   D. 10%～12%
   E. >8%

答案：A

解析：在发达国家中老年人口系数 <4% 属于青年型国家，老年人口系数在 4%～7% 属于成年型国家，老年人口系数 >7% 属于老年型国家。

7. 在发展中国家属于老年型国家的老年人口系数是

   A. >4%
   B. >6%
   C. >8%
   D. >10%
   E. >12%

答案：D

解析：在发展中国家老年人口系数 <8% 属于青年型国家，老年人口系数在 8%～10% 属于成年型国家，老年人口系数 >10% 属于老年型国家。

8. 健康期望寿命强调的是

   A. 从出生时所存在的生存概率
   B. 考虑到人的生活质量
   C. 个人在良好状态下的平均生存年数
   D. 回顾性死因统计
   E. 不断增长的人口平均寿命

答案：C

解析：健康期望寿命是指在健康条件下的期望寿命，即个人在良好状态下的平均生存年数，也就是指老年人能够维持良好的日常生活活动功能的年限。

9. 在发达国家属于老年型国家的老年人口系数是

    A. 4%～7%   B. 6%～9%

    C. 8%～10%   D. 10%～12%

    E. ＞7%

答案：E

解析：在发达国家中老年人口系数＜4%属于青年型国家，老年人口系数在4%～7%属于成年型国家，老年人口系数＞7%属于老年型国家。

10. 张爷爷，75岁，依照WHO关于人的年龄界限新的划分标准，张爷爷属于

    A. 中年人   B. 年轻老人

    C. 中老年人   D. 老老年人

    E. 长寿老人

答案：D

解析：WHO将人的年龄界限又作了新的划分：44岁以下为青年人；45～59岁为中年人；60～74岁为年轻老年人；75～89岁为老老年人；90岁以上为非常老的老年人或长寿老年人。

11. 我国人口老龄化进程中的加速老龄化阶段是指

    A. 2001—2020年   B. 2021—2050年

    C. 2051—2100年   D. 2010—2050年

    E. 2000—2010年

答案：B

解析：全国老龄办发布的《中国人口老龄化发展趋势预测研究报告》指出，中国的人口老龄化可以分为三个阶段：第一阶段，从2001—2020年是快速老龄化阶段。第二阶段，从2021—2050年是加速老龄化阶段。第三阶段，从2051—2100年是稳定的重度老龄化阶段。

12. 我国人口老龄化的特点**不包括**

    A. 我国是老年人口在世界上绝对值最大的国家

    B. 我国是世界上人口老化速度最快的国家之一

    C. 我国人口老龄化东部快于西部

    D. 我国人口老龄化城市快于农村

    E. 未富先老

答案：D

解析：由于大量青壮年人口由农村流向城市，农村的人口老龄化比城市地区更为严重。

13. "老化过程是机体的结构和功能衰退的过程，使机体功能下降乃至丧失，往往对生存不利"，反映了老化的

    A. 累积性   B. 渐进性

    C. 内生性   D. 危害性

    E. 普遍性

答案：D

解析：反映了危害性的老化特征，因为老化过程是机体的结构和功能衰退的过程，使机体功能下降乃至丧失，往往对生存不利，使机体越来越容易罹患疾病，最终死亡。

14. "老化是机体结构和功能上的一些轻度或微小变化长期累积的结果"，反映了老化的

    A. 渐进性   B. 累积性

    C. 普遍性   D. 内生性

    E. 危害性

答案：B

解析：老化并非一朝一夕所致，而是在漫长的岁月变迁中，机体结构和功能上的一些轻度或微小变化长期累积的结果，这些变化一旦表现出来，便不可逆转。反映了老化的累积性特征。

15. 可以用来解释"老年人随着年龄增长，导致感染与癌症患病率增加"的老化理论是

    A. 基因程控理论   B. 免疫理论

    C. 自由基理论   D. 长寿和衰老理论

    E. 心理学理论

答案：B

解析：免疫理论认为老化会使机体免疫系统功能减退，对外来异物的辨认与反应降低，导致感染与癌症患病率增加。

16. 帮助护理人员从"生活在社会环境中的人"这个角度看待老年人，可以运用的老化理论是

    A. 基因程控理论   B. 免疫理论

C. 自由基理论 D. 心理学理论

E. 社会学理论

答案：E

解析：老化的社会学理论帮助护理人员从"生活在社会环境中的人"这个角度看待老年人，以及了解老年人生活的社会对他们的影响。

17. 护理人员协助老年人完成生命总结回顾的过程，忘掉悲伤和懊悔，可以运用的老化理论是

A. 人的需求理论 B. 自我概念理论

C. 人格发展理论 D. 免疫理论

E. 社会学理论

答案：C

解析：艾瑞克森的人格发展理论强调老年期的任务是发展自我整合，否则会出现绝望。护理人员应协助老年人完成生命总结回顾的过程，忘掉悲伤和懊悔，促进老年人的心理健康发展，提高老年人的生活和生命质量。

18. 高脂血症、动脉粥样硬化、高血压、糖尿病、骨质疏松症等一般均起病于中青年时期，因此，一级预防应该及早进行。作为护士须遵循的老年护理原则是

A. 满足需求 B. 面向社会

C. 整体护理 D. 早期防护

E. 个体化护理

答案：D

解析：由于一些老年病发病演变时间长，如高脂血症、动脉粥样硬化、高血压、糖尿病、骨质疏松症等一般均起病于中青年时期，老年护理的实施应从中青年时期开始，做好早期防护。

19. 2002 年 4 月在西班牙马德里召开的第二次老龄问题世界大会上提出的概念是

A. 人口老龄化 B. 健康老龄化

C. 积极老龄化 D. 整体老龄化

E. 社会老龄化

答案：C

解析：2002 年 4 月在西班牙马德里召开的第二次老龄问题世界大会，提出了"积极老龄化"的概念。积极老龄化的观点是以联合国提出的"独立、参与、尊严、照料和自我实现"的老年保健原则为理论基础而概括出来的。

20. 积极老龄化的概念里居于核心地位的是
    A. 尊严　　　　　　　　　　　　B. 照料
    C. 健康　　　　　　　　　　　　D. 参与
    E. 保障

答案：D

解析：参与在积极老龄化的概念里居于核心地位，积极老龄化的概念里特别指出老年人在参与社会、经济、文化等公共生活方面享有和其他群体均等的机会。

21. 2015年世界卫生组织发布的《关于老龄化与健康的全球报告》中被界定为"发展和维护功能能力以使老年期能保持良好状态的过程"是下列的
    A. 人口老龄化　　　　　　　　　B. 健康老龄化
    C. 积极老龄化　　　　　　　　　D. 整体老龄化
    E. 社会老龄化

答案：B

解析：2015年世界卫生组织发布的《关于老龄化与健康的全球报告》把健康老龄化界定为"发展和维护功能能力以使老年期能保持良好状态的过程"，不仅关注静态的健康水平，而且从功能轨迹的动态角度去看待老年人的健康。

22. 健康老龄化中的环境健康**不包括**
    A. 物理环境　　　　　　　　　　B. 居住环境
    C. 文化观念　　　　　　　　　　D. 制度政策
    E. 机体内环境

答案：E

解析：健康老龄化中的环境健康，包括物理环境、居住环境等硬件环境，也包括文化观念、制度政策等软件环境。环境对老年人个体和群体实现健康老龄化具有基础性、保障性的作用。

23. 老年护理的目标**不包括**
    A. 增强自我照顾能力　　　　　　B. 延缓恶化及衰退
    C. 提高生活质量　　　　　　　　D. 做好安宁疗护
    E. 提高病人对他人的依赖性

答案：E

解析：老年护理目标中强调老年护理人员要善于利用老年人本身的资源，以健康教育为干预手段，采取多种措施，尽量强化、巩固和维持老年人的自我照顾能力及自我护理能力，避免过分依赖他人。

24. 护理人员协助老年人适应角色的改变,使其对自己角色功能作出正确的认知与评价,可以运用的老化理论是

    A. 人的需求理论   B. 自我概念理论

    C. 人格发展理论   D. 免疫理论

    E. 社会学理论

答案:B

解析:老化的心理学理论的自我概念理论可以协助老年人适应角色的改变,使其对自己角色功能作出正确的认知与评价。

【A2 型题】

25. 某护士为养老院老人们讲解晨起锻炼的重要性,该护士的角色行为属于

    A. 照顾者   B. 执业者

    C. 教育者   D. 研究者

    E. 沟通者

答案:C

解析:该护士为养老院老人们讲解晨起锻炼的重要性,很显然她的角色行为属于教育者。

26. 王爷爷,74 岁,冠心病,糖尿病足导致右小腿残疾,听力较差,性格内向。去年老伴去世,子女工作繁忙,现入住一家养老院,需要接受长期的医疗护理照护服务。为了使老人得到连续性照顾,尤其要遵循的老年护理原则是

    A. 满足需求   B. 社会护理

    C. 个体化护理   D. 整体护理

    E. 持之以恒

答案:E

解析:老年护理的原则有:满足需求、社会护理、整体护理、个体化护理、早期防护、持之以恒。王爷爷患冠心病,右小腿残疾,需要接受长期的护理照顾服务,所以应遵循"持之以恒"的老年护理原则。

27. 某护士在为阿尔茨海默病病人进行口腔护理,认真擦拭口腔内的每一个部位,并用手电筒观察口腔黏膜的情况,该护士的行为尤其体现了老年护理从业人员的

    A. 爱心   B. 责任心

    C. "慎独"   D. 良好的沟通技巧

    E. 耐心

答案:C

解析：该护士一丝不苟，严格履行岗位职责，认真恪守"慎独"精神，病人患有阿尔茨海默病，她自觉地对老年人的健康负责，忠实于老年病人的健康利益。

28. 某养老院两位老人发生了人际冲突，某护士及时缓解他们的矛盾，促进沟通，并强调和谐人际关系的重要性。该护士的角色行为属于

  A. 照顾者   B. 执业者

  C. 教育者   D. 研究者

  E. 沟通者

答案：E

解析：该护士及时缓解了两位老人的人际冲突，促进沟通，并强调和谐人际关系的重要性，很显然该护士的角色行为属于沟通者。

【A3/A4 型题】

（29～30 题共用题干）

赵奶奶，85 岁，患有早期阿尔茨海默病、原发性高血压、冠心病、严重退行性骨关节疾病，因子女工作很忙，得不到较好的照顾，被子女送进一家老年公寓，接受医疗护理和生活照护。

29. 为了使赵奶奶得到有针对性的独特护理，应遵循的老年护理原则是

  A. 满足需求   B. 个体化护理

  C. 社会护理   D. 整体护理

  E. 持之以恒

答案：B

解析：由于衰老是全身性的、多方面的、复杂的退化过程，老化程度因人而异，因此，既要遵循一般性护理原则，又要注意因人施护，遵循个体化护理的原则，做到有的放矢地护理。

30. 某护士有一天发现赵奶奶大便是黑便，及时报告了医生，后来诊断为少量胃出血。这位护士体现的老年护理从业人员的素质是

  A. 具备准确敏锐的观察能力和正确的判断能力

  B. "慎独"

  C. 良好的沟通技巧和团队合作精神

  D. 较强的分析问题和解决问题的能力

  E. 高度的责任心、爱心、细心、耐心与奉献精神

答案：A

解析：由于老年人的机体代偿能力相对较差，健康状况容易发生变化，因而要求

护理人员应具备准确敏锐的观察能力、正确的判断能力,及时发现老年人的健康问题与各种细微的变化。这位护士体现了准确敏锐的观察能力和正确的判断能力的较高素质。

(二)简答题

1. 我国人口老龄化的特点有哪些?

解析:我国人口老龄化的特点有:

(1)老年人口基数大

(2)人口老龄化速度快、来势猛

(3)区域分布不均衡、差异大

(4)人口老龄化城乡倒置

(5)老年人口明显呈现高龄化趋势

(6)女性老年人比例高

(7)文化程度有所提高

(8)人口"未富先老"

2. 健康老龄化包括哪些内容?

解析:健康老龄化包括以下三项内容:

(1)老年人个体健康,老年人生理和心理健康以及良好的社会适应能力。

(2)老年人口群体的整体健康,健康期望寿命的延长及与社会整体相协调。

(3)环境健康,包括物理环境、居住环境等硬件环境,也包括文化观念、制度政策等软件环境。环境对老年人个体和群体实现健康老龄化具有基础性、保障性的作用。

3. 老年护理的原则有哪些?

解析:老年护理的原则:①满足需求;②面向社会;③整体护理;④个体化护理;⑤早期防护;⑥持之以恒。

4. 老年护理学的发展大致经历了哪几个阶段?

解析:老年护理学的发展大致经历了四个阶段:①理论前期(1900—1955年),这一时期没有任何理论作为指导护理实践的基础。②理论基础初期(1955—1965年),老年护理学的理论随着护理学专业理论和科学研究的发展也开始研究、建立、发展,第一本老年护理学教材问世。③推行老年人医疗保险福利制度后期(1965—1981年),这一时期老年护理学的专业活动与社会活动相结合。④全面发展和完善的时期(1985年至今),老年护理学全面发展,形成了比较完善的老年护理学理论,用来指导护理实践。

5. 老年护理从业人员的素质有哪些?

解析:老年护理从业人员的素质有:

(1)基本素质:①高度的责任心、爱心、细心、耐心与奉献精神。②"慎独"。③良好的沟通技巧和团队合作精神。

(2)业务素质:老年护理人员要全面掌握医疗护理专业知识,并能融会贯通,全系统、全方位地考虑和处理问题,同时还要精通老年护理所需要的心理学、伦理学、健康教育、人际沟通、法律法规等人文学科方面的知识,从而构建老年护理的 T 形知识结构,这样才能综合地分析和解决老年人的健康问题,帮助老年人实现健康方面的需求。

(3)能力素质:具备准确敏锐的观察能力、正确的判断能力、较强的分析问题和解决问题的能力、预见问题的能力、增强老年人自我护理的能力等。

(三)案例分析题

1. 钱奶奶,83 岁,患有高血压、糖尿病。平素借助于助行器能在家里行走活动,某天活动时没有扶好助行器,导致跌倒,造成股骨颈骨折入院治疗。在住院期间,钱奶奶心情很低落,唉声叹气,责备自己没有扶好助行器。看着子女们忙着陪护自己,子女们有时也会责怪自己,就更加觉得给家人增加负担,拖累家人。

请问:(1)为钱奶奶提供护理服务时应遵循的老年护理的原则是什么?

(2)如何具体实施并遵循该老年护理的原则?

解析:(1)为钱奶奶提供护理服务时应遵循的老年护理的原则是整体护理原则。

(2)钱奶奶的健康受到了生理、心理、社会适应能力等方面因素的影响,而且患有多种疾病且彼此相互影响。所以,护理人员必须树立系统化整体护理的理念,研究多种因素对老年人健康的影响,提供多层次、全方位的护理。要求护理人员对老年人全面负责,在护理工作中注重老年人身心健康的统一,对钱奶奶进行心理疏导,对其家庭照顾者压力给予理解,协助家属协调好工作、生活与照顾老年人的关系,解决其整体健康问题。

2. 田爷爷,79 岁,脑血栓后遗症,视力较差,性格内向。田爷爷平素生活上都是依赖自己的妻子,去年老伴去世。现入住一家养老院,不敢自己扶助行器行走,后来索性就完全坐轮椅,依赖医护人员的全面照护。

请问:(1)为田爷爷提供护理服务时应重视的老年护理的目标是什么?

(2)如何具体实施并达到该老年护理的目标?

解析:(1)为田爷爷提供护理服务时应重视的老年护理的目标是增强自我照顾能力。

（2）对于老年人的需求，老年医护人员经常寻求其他社会资源的协助，而很少考虑到老年人本身的资源。老年人在很多时候都以被动的形式生活在依赖、无价值、丧失权力的感受中，自我照顾意识逐渐淡化，久而久之将会丧失生活自理能力。因此，老年医护人员要善于利用田爷爷本身的资源，以健康教育为干预手段，采取多种措施，尽量鼓励、强化、巩固和维持田爷爷的自我照顾能力，避免其过分依赖他人，从而增强田爷爷生活的信心，保持其尊严。

（张小燕）

第二章 老年人的健康评估

一、重点难点解析

本章内容从老年人的身体、心理、社会健康和生活多个维度系统阐述了老年人健康评估的内容与方法，学习重点是掌握老年人健康评估的原则与注意事项，身体健康评估的内容和功能状态评估的方法，生活质量的内涵。学习难点是正确运用沟通技巧收集健康资料，运用评估量表评估老年人的功能状态、心理健康、社会健康和生活质量。

（一）老年人健康评估的原则与注意事项

1. 老年人健康评估的原则　护士对老年人进行健康评估时，应根据老年人机体老化及各种慢性疾病患病率高的特点，遵循以下的评估原则。

（1）了解老年人身心变化特点。

（2）正确解读辅助检查结果。

（3）注意疾病非典型性表现。

2. 老年人健康评估的注意事项

（1）提供适宜的环境。

（2）安排合理的时间。

（3）运用沟通的技巧。

（4）选择合适的方法。

（5）进行全面的评估。

（二）身体健康评估的内容和功能状态评估的方法

1. 身体健康评估的内容　老年人身体健康评估的内容主要包括健康史、体格检查、功能状态评估和辅助检查四个方面。其方法同一般病人的评估，但也有其特殊性。

（1）健康史：健康史是关于老年人目前与既往的健康状况、影响因素以及老年人对自己健康状况的认识和反应等方面的主观资料，包括基本情况和健康状况。

（2）体格检查：全身状态、皮肤、头面部与颈部、胸部、腹部、泌尿生殖系统、脊柱与四肢、神经系统。

（3）功能状态的评估：功能状态主要指老年人处理日常生活的能力，其完好与否影响着老年人的生活质量。评估内容包括基础日常生活活动能力、功能性日常生活活动能力、高级日常生活活动能力。

（4）辅助检查：辅助检查帮助判断老年人机体功能是否正常，是诊断老年疾病的重要依据。包括实验室检查、心电图检查、影像学检查及内镜检查。

2. 功能状态评估的方法　老年人功能状态评估的方法多常用评估量表，其中使用较为广泛的工具包括 Katz 日常生活功能指数评价量表和 Lawton 功能性日常生活能力量表。

（1）Katz 日常生活功能指数评价量表：通过观察，从洗澡、更衣、如厕、移动、控制大小便、进食 6 个方面进行日常生活功能的评分。此量表可用作自评或他评，以决定老年人各项功能完成的独立程度。该量表细致、简明易懂、具体、便于询问、易记录和统计、易判断。

（2）Lawton 功能性日常生活能力量表：主要用于评定被测者的功能性日常生活能力，通过与被测者、家属或照顾者等知情人的交谈或被测者自填问卷，从 7 个方面进行日常生活能力评分。

（三）生活质量的内涵

世界卫生组织的定义：生活质量是指不同文化和价值体系中的个体对他们的生存目标、期望、标准以及所关心的事情相关的生存状况的感受，包括个体生理、心理、社会功能及物质状态四个方面。

中国老年医学学会的定义：老年人生活质量是指 60 岁或 65 岁以上的老年人群身体、精神、家庭和社会生活满意的程度和老年人对生活的全面评价。

（四）正确运用沟通技巧收集健康资料

老年人由于生理功能的衰退，感觉功能的缺损以及认知功能的改变，造成接受信息和沟通的能力均有所下降，护理人员在对老年人进行评估时，应注意正确应用语言性和非语言性的沟通技巧。

1. 体现尊老敬老　与老年人打招呼切忌直呼床号或姓名，称谓要恰当，采用关心、体贴的语气提出问题。

2. 注重有效沟通　提问时要用通俗易懂的语言与老年人交流，语速减慢，语音清晰，适时注意停顿和重复。必要时可将重要事项写在纸上，让老年人随时参考，并可运用手势等肢体语言与老年人沟通。提出问题后，应有足够的时间让老年人思考、回忆，注意耐心启发。老年人无沟通能力或沟通有限时可由其家属或照顾者协助提供资料。

3. 重视非语言性信息和非语言交流技巧　注意观察老年人的表情、坐姿、手势等非语言性信息，以便收集到完整而准确的资料。适当运用耐心倾听、触摸、拉近空间距离等非语言交流技巧。

（五）老年人心理健康的评估

1. 认知功能评估

（1）简易智力状态检查量表：简易智力状态检查量表主要用于筛查有认知缺损的老年人，适合于社区和基层人群调查。该量表评估范围包括时间定向、地点定向、语言即刻记忆、注意力和计算力、短期记忆、物体命名、语言重复、阅读理解、语言理解、语言表达、绘图等11个方面，19项内容，30个小项。

（2）简易操作智力状态问卷：简易操作智力状态问卷评估包括短期记忆、长期记忆、定向、注意力4个方面，10项内容，评估时需要结合被测者的教育背景作出判断，适合用于评定老年人认知状态改变的前后比较。

2. 情绪与情感评估　情绪与情感直接反映人们的需求是否得到满足，是身心健康的重要标志。老年人可以出现任何情绪变化，但以焦虑、抑郁最为常见。

（1）焦虑：是人们预期将要发生危险或不良后果时所表现出的紧张、恐惧和担忧等综合性情绪。常用评估焦虑的量表有汉密尔顿焦虑量表、状态－特质焦虑问卷。

1）汉密尔顿焦虑量表：是一个广泛用于评定焦虑严重程度的他评量表。该量表包括14个条目，分为精神性和躯体性两大类，各由7个条目组成。前者为1~6项，第14项；后者为7~13项。

2）状态－特质焦虑问卷：是自我评价问卷，能直观地反映被测者的主观感受。该量表包括40个条目，第1~20项评价焦虑状态，21~40项评价焦虑特质。

（2）抑郁：抑郁是个体失去某种其重视或追求的东西时产生的态度体验。情绪低落是抑郁的显著特征，常伴有失眠、悲哀、自责、性欲减退等表现，严重者可出现自杀行为。汉密尔顿抑郁量表、老年抑郁量表是临床上应用简便并且已被广泛接受的评估量表。

1）汉密尔顿抑郁量表：是临床上评定抑郁状态时应用最普遍的量表。汉密尔顿抑郁量表经多次修订，版本有17项、21项和24项3种。本书所列为24项版本。

2）老年人抑郁量表：是专用于老年人的抑郁筛查量表。该量表共30个条目，包含以下症状，即情绪低落，活动减少，易激惹，退缩痛苦的想法，对过去、现在与将来的消极评价。

3. 压力与应对评估　常用量表是住院病人压力评定量表，用于测评住院病人在住院期间可能经历的压力。该量表专为住院病人设计,共收集 50 项住院病人压力因素,并用权重表明各因素影响力大小,既可评估压力源,又可明确压力源的性质和影响力。

4. 人格的评估　老年人的人格与增龄无关,总体是稳定而连续的,在进入老年期的过程中,由于老年人的欲望和需求逐渐减少、动机和精神衰退,常表现为退缩、孤独、内向和情绪波动。人格在个体之间有明显的区别,但老年人的人格变化有一些特点,如以自我为中心、性格内向、适应能力下降、缺乏灵活性、办事小心谨慎等。老年人的人格评估多采用投射法和问卷法。

(六)老年人社会健康的评估

1. 角色功能的评估　老年人角色功能的评估,主要通过交谈、观察两种方法收集资料。通过交谈了解老年人在家庭、工作和社会生活中所承担的角色、对角色的感知与满意情况。通过观察了解老年人有无角色适应不良的心理、生理反应。

2. 家庭评估　可采用询问和问卷评估的方式进行。对家庭成员基本资料、家庭结构、家庭成员的关系等资料一般用询问的方式采集。对家庭功能采用问卷或量表进行评估,常用评估表是 APGAR 家庭功能评估表,包括家庭功能的五个重要部分:适应度 A(adaptation)、合作度 P(partnership)、成长度 G(growth)、情感度 A(affection)和亲密度 R(resolve),通过评分了解老年人有无家庭功能障碍及其障碍的程度。

3. 环境评估　物理环境评估和社会环境评估两个方面的内容。

4. 文化评估　老年人文化评估的内容包括价值观评估、信念与信仰评估、习俗评估、文化休克评估。评估的方法主要为交谈法和观察法。

(七)老年人社会质量评估

生活质量是一个带有个性的和易变的概念,老年人的生活质量不能单纯从躯体、心理、社会功能等方面获得,评估时最好以老年人的体验为基础进行评价,即不仅要评定受试者生活的客观状态,同时还要注意其主观评价。常用的适合老年人群生活质量评估的量表有老年人生活质量评定表。

二、习题与解析

(一)选择题

【A1 型题】

1. 在衰老的进程中,老年人胸部的常见生理变化<u>不包括</u>

　　A. 静息时心率常变慢

　　B. 胸廓前后径增大、横径缩小,可呈桶状胸改变

C. 肺部叩诊常呈清音

D. 随年龄的增长,女性乳房变得下垂或平坦

E. 呼吸音强度减弱

答案: C

解析: 老年人肺部由于生理性无效腔增多,肺部叩诊常呈过清音,而不是常呈清音。

2. 关于老年人腹部的生理变化,描述**错误**的是

A. 老年消瘦者因腹壁变薄松弛,腹膜炎时也不易产生腹壁紧张

B. 由于肺扩张,使膈肌下降致肋缘下可触及肝脏

C. 腹部听诊可闻及肠鸣音增强

D. 老年肥胖者常常会掩盖一些腹部体征

E. 老年消瘦者肠梗阻时则易出现腹部膨胀

答案: C

解析: 老年人随着年龄增加,肠蠕动减慢,腹部听诊可闻及肠鸣音减弱。

3. 对老年人进行身体健康评估时,询问的既往史内容**不包括**

A. 主要症状特点   B. 曾患疾病及诊治经过

C. 手术史   D. 外伤史

E. 过敏史

答案: A

解析: 主要症状特点是现病史的内容。

4. 以下有关老年人健康评估的注意事项,其中**错误**的是

A. 提供适宜的环境

B. 运用沟通技巧

C. 选择恰当的方法

D. 安排时间充分

E. 对老年人进行健康评估时可以依据自己的经验主观判断

答案: E

解析: 对老年人进行健康评估时,应全面收集资料,要考虑整体性及相互间的影响,客观准确地判断,防止因护士的主观判断而引起偏差。

5. 下列关于老年人神经系统的生理变化,**错误**的是

A. 感觉敏感性下降

B. 神经的传导速度变慢,对刺激反应的时间缩短

C. 老年人精神活动能力下降,如记忆力减退、易疲劳等

D. 生理睡眠时间缩短

E. 反应变慢,动作不协调

答案:B

解析:老年人随着年龄的增长,神经的传导速度变慢,对刺激反应的时间延长,而不是缩短。

6. 以下有关老年人健康评估的注意事项,其中**不正确**的是

A. 提供适宜的环境

B. 运用沟通技巧

C. 选择恰当的方法

D. 安排时间充分

E. 对老年人进行健康评估时可以依据自己的经验主观判断

答案:E

解析:对老年人进行健康评估时,应全面收集资料,要考虑整体性及相互间的影响,客观准确地判断,防止因护士的主观判断而引起偏差。

7. 观察老年人的皮肤弹性和干燥情况主要是为了评估

A. 皮肤感染   B. 失水状态

C. 体重   D. 浅静脉充盈度

E. 循环血量

答案:B

解析:观察老年人的皮肤弹性和干燥情况是为了评估老年人是否有脱水或营养不良的情况。

8. 最基本的老年人日常生活活动功能状况评估内容是

A. 基础日常生活活动能力

B. 认知能力

C. 心理功能

D. 社会能力

E. 自我护理活动能力

答案:A

解析:基础日常生活活动能力是指老年人最基本的自理能力,是自我照顾和从事每天必需的日常生活的能力,如衣(穿脱衣、鞋、帽,修饰打扮)、食(进食)、行(行走、变换体位、上下楼)、个人卫生(洗漱、沐浴、如厕、控制大小便)。

9. 以下有关老年人健康评估的内容中**错误**的是
   A. 选择合适的体位
   B. 重点检查已发生病变或有潜在病变的部位
   C. 检查口腔和耳部时，要取下义齿和助听器
   D. 触觉检查时，需用力引出病人的痛觉功能
   E. 在进行感知觉检查，特别是痛觉和温觉检查时，注意不要损伤老年人

答案：D

解析：触觉检查时，只有在某些老年人部分触觉功能消失的时候，才需要较强的刺激引出。

10. 老年人身体健康评估内容**不包括**
   A. 健康史的采集   B. 体格检查
   C. 功能状态的评估   D. 社会功能的评估
   E. 辅助检查

答案：D

解析：社会功能评估属于社会健康评估的范畴，不属于身体健康评估内容。

11. 老年期皮肤老化的表现**不包括**
   A. 皮层增厚
   B. 皮肤触觉敏感性降低
   C. 皮肤色素沉着增加
   D. 腺体减少，皮肤干燥
   E. 皮肤脂肪减少，皮肤松弛

答案：A

解析：老年人皮肤萎缩波及表皮、真皮和皮下组织，使得皮肤变软、变薄。

12. 属于高级日常生活活动能力的是
   A. 整理家务   B. 处理钱财
   C. 吃饭、穿衣   D. 参加社交
   E. 服用药物

答案：D

解析：老年人功能状态的评估中高级日常生活活动能力包括智能能动性和社会角色的功能。

13. 易懂、易记录、易判断且非专业人员也可使用的量表是
   A. Lawton 功能性日常生活量表

B. Katz 日常生活功能指数评价量表

C. 汉密尔顿抑郁量表

D. 简易智力状态检查量表（MMSE）

E. 汉密尔顿焦虑量表

答案：B

解析：Katz 日常生活功能指数评价量表是通过观察，确定洗澡、更衣、如厕、移动、控制大小便、进食 6 个方面的日常生活功能评分。该量表简明易懂、具体、便于询问、易记录和统计、易判断，非专业人员也可使用。

14. 以下有关对老年人进行健康评估的内容，其中**不正确**的是

A. 全面、系统地评估老年人的整体状况

B. 包括身体健康、心理健康、社会健康及特有问题的评估

C. 评估时应综合考虑所有因素及其之间的相关影响

D. 重点放在已发生的问题上

E. 重点放在预防问题的发生，而非处理已发生的问题

答案：D

解析：老年人健康评估时综合考虑所有因素及其之间的相互影响，重点放在预防问题的发生，而非处理已发生的问题。

15. APGAR 家庭功能评估表**不包括**家庭功能的部分是

A. 适应度 　　　　　　　　　B. 合作度

C. 成长度 　　　　　　　　　D. 情感度和亲密度

E. 安全度

答案：E

解析：APGAR 家庭功能评估表包括家庭功能的五个重要部分：适应度 A（adaptation）、合作度 P（partnership）、成长度 G（growth）、情感度 A（affection）和亲密度 R（resolve），不包括安全度。

16. 关于老年人心电图检查的描述**错误**的是

A. 心电图检查有利于及时发现无症状心肌缺血、心肌梗死等病变

B. 随着年龄的增长，老年人的心电图常有非特异性改变

C. P 波轻度低平、P–R 间期延长

D. T 波变平

E. ST 段特异性改变

答案：E

解析：老年人随着年龄的增长，心电图常有非特异性改变。

17. 系统地、有计划地收集评估对象的健康资料，并对资料的价值进行判断的过程为

    A. 躯体健康评估　　　　　　　B. 心理健康评估

    C. 社会健康评估　　　　　　　D. 生活质量综合评估

    E. 健康评估

答案：E

解析：系统地、有计划地收集评估对象的健康资料，并对资料的价值进行判断的过程为健康评估。健康评估包括躯体健康评估、心理健康评估、社会健康评估和生活质量综合评估。

18. 在进行老年人健康评估时，护士与老年人交流的距离宜为

    A. 100cm　　　　　　　　　　B. 80cm

    C. 50cm　　　　　　　　　　　D. 30cm

    E. 15cm

答案：D

解析：护士与老年人交流选择距离一般在30cm左右距离，这样不仅可以给老年人一种安全感，还可以让老年人看清楚护士的口型和面部表情，增加获取的信息量。

19. 给老年人进行身体评估常用的检查方法**不包括**

    A. 视诊　　　　　　　　　　　B. 触诊

    C. 叩诊　　　　　　　　　　　D. 听诊

    E. 问诊

答案：E

解析：问诊一般用在老年人健康史采集时。

20. **不属于**老年人基础日常生活活动能力的是

    A. 服用药物　　　　　　　　　B. 穿脱衣

    C. 进食　　　　　　　　　　　D. 如厕

    E. 行走

答案：A

解析：老年人基础日常生活活动能力包括衣、食、行、个人卫生等，服用药物属于功能性日常生活活动能力。

【A2 型题】

21. 张老师,65 岁,已退休,患高血压 13 年,一直坚持服药;其妻,59 岁,教师。夫妻均为大学文化程度。其子,30 岁,工程师,生有一女,因住房原因老两口与儿子、儿媳、孙女住在一起。该家庭的家庭类型属于

    A. 核心家庭　　　　　　　　　B. 联合家庭

    C. 主干家庭　　　　　　　　　D. 重组家庭

    E. 丁克家庭

答案:C

解析:一对夫妇与父母、祖父母及子女一起生活的家庭称为主干家庭。张老师老两口与儿子、儿媳、孙女住在一起,故其家庭类型属于主干家庭。

22. 张大妈,60 岁,大学本科毕业,担任某高层领导干部多年,刚刚退休。最近老是觉得对什么都提不起兴趣,空虚无聊,碰到以前的同事,总觉得他们对自己的态度很冷淡,加上子女都不在身边,老伴又经常在外打麻将,吃饭时才回家,张大妈觉得生活没有意义。对张大妈的健康评估中**不包括**

    A. 情绪与情感评估

    B. 家庭评估

    C. 人格的评估

    D. 认知评估

    E. 生活满意度评估

答案:D

解析:张大妈刚从领导岗位退休下来,心理失衡,出现了一系列的情绪、情感的变化。又由于家庭成员的一些变化,觉得孤独、失落。但她没有出现认知能力的明显衰退,所以暂时不需要做认知评估。

23. 张大爷,65 岁。家人带他去医院进行健康体格检查。以下针对老年人的辅助检查结果描述**错误**的是

    A. 老年人尿蛋白、尿胆原与成年人之间无明显差异

    B. 老年人肾排糖阈值升高,可出现血糖升高而尿糖阴性的现象

    C. 尿沉渣中的白细胞大于 20 个 /HP 才有病理意义

    D. 血沉超过 45mm/h,应考虑感染、肿瘤及结缔组织病

    E. 老年人中段尿培养污染率高,可靠性较低

答案:D

解析:老年人血沉超过 65mm/h,应考虑感染、肿瘤及结缔组织病。

24. 刘爷爷,69岁。近1个月来出现不明原因的紧张不安、失眠,注意力难以集中,生活中稍有不如意就心烦意乱,经常与他人发生冲突。对刘爷爷进行心理健康的评估,应采用的评估工具是

    A. Katz日常生活功能评价量表

    B. 汉密尔顿抑郁量表

    C. 汉密尔顿焦虑量表

    D. Barthel指数评定表

    E. Lawton功能日常生活能力量表

答案:C

解析:通过案例可知该老年人有不明原因的紧张、恐惧和担忧等综合性情绪,应使用汉密尔顿焦虑量表判断其焦虑的严重程度。

25. 病人,女,70岁。因糖尿病入院,护士对病人进行健康评估。其中有关老年人思维特点的描述,**错误**的是

    A. 不易集中精力思考问题,思维迟钝

    B. 计算速度减慢,计算能力减退

    C. 对语言的理解速度减慢,讲话变缓

    D. 思维的敏捷度、流畅性比中青年时差

    E. 思维的灵活性没有减退

答案:E

解析:老年人感官的衰老和大脑功能的衰退,必然导致认知的衰退,对新近的事物,接纳、记忆较差,思维能力下降,包括思维的灵活性,因而影响认知的进一步发展。

26. 病人,男,80岁。3年前老伴去世,目前病人独居,既往有高血压、糖尿病病史。现社区护士对病人进行生活质量的综合评估,以下表述**不正确**的是

    A. 生活质量是非常客观的评价指标

    B. 生活质量评估既测量健康不良状态,又反映健康良好方面

    C. 生活质量评估更注意疾病造成的后果,而不仅仅是疾病本身

    D. 生活质量有文化依赖性,必须建立在一定的文化价值体系中

    E. 生活质量是一个多维概念,包括生理功能、心理功能、社会功能等方面

答案:A

解析:生活质量的综合评估可以采用生活满意度量表、幸福度量表及生活质量综合问卷评估,所以不仅要评估老年人生活的客观状态,同时还要注意其主观评价。

（27～28 题共用题干）

王奶奶，68 岁，独居，近半月来经常失眠，情绪低落，注意力难以集中，经常自责，此次因冠心病入院，但不肯配合医生治疗。

27. 护士在给老奶奶身体健康评估的内容中符合的是

    A. 心尖冲动幅度减少   B. 肝脏合成蛋白功能下降

    C. 肾小管产氨功能增加   D. 听诊心音减弱

    E. 肌张力下降

答案：C

解析：老年人的肾小管产生氨的能力下降，所以老年人容易引起水、电解质和酸碱平衡的紊乱。

28. **不属于**老年人抑郁评估的方法是

    A. 交谈   B. 观察

    C. 使用量表   D. 辅助检查

    E. 抑郁可视化标尺技术

答案：D

解析：辅助检查是帮助判断老年人机体功能是否正常的重要依据。

（29～30 题共用题干）

张爷爷，77 岁，慢性支气管炎病史 13 年，晨起去公园散步，突然出现呼吸困难，立即来医院救治，病情目前趋于平稳。

29. 为了尽快使老人得到及时的诊断和治疗，护士首先要做的工作是

    A. 采集健康史   B. 躯体健康评估

    C. 社会健康评估   D. 心理评估

    E. 辅助检查

答案：A

解析：为老年人进行躯体健康评估的第一步是采集健康史，它是关于老年人目前与既往健康状况、影响因素以及老年人对自己健康状况的认识和反应的主观资料。

30. 张爷爷入院后，护士给予体格检查，肺部叩诊呈

    A. 清音   B. 浊音

    C. 实音   D. 鼓音

    E. 过清音

答案：E

解析：老年人尤其是患有慢性支气管炎者,常呈桶状胸改变。由于生理性无效腔增多,肺部叩诊常呈过清音。

（二）简答题

1. 老年人健康评估的原则有哪些?

解析:（1）了解老年人身心变化的特点。

（2）正确解读实验室检查结果。

（3）注意老年人疾病的非典型症状表现。

2. 老年人健康评估的注意事项有哪些?

解析:（1）提供适宜的环境。

（2）安排合理的评估时间。

（3）运用恰当的沟通技巧。

（4）选择合适的体位、方法。

（5）进行全面评估。

3. 照顾者压力的分度有哪些?

解析:（1）轻度:照顾者无明显身心应激症状,对老年人的照顾较全面周到。

（2）中度:照顾者间断出现某些身心应激症状,对老年人照顾有时欠周到。

（3）重度:照顾者出现明显身心应激症状,同时可能出现对老年人的照顾不当。

4. 常用的老年人功能状态的评估量表有哪些?

解析:（1）Katz 日常生活功能指数评价量表。

（2）Lawton 功能性日常生活能力量表。

5. 老年人心理健康评估的内容有哪些?

解析:（1）认知状态评估。

（2）情绪与情感评估。

（3）压力与应对评估。

（4）人格的评估。

（三）案例分析题

1. 李爷爷,男性,68 岁,淋雨后出现发热、咳嗽、咳铁锈色痰,左侧胸部疼痛 2d,门诊以"大叶性肺炎"收入院。

请问:（1）护士应重点从哪些方面对李爷爷进行体格检查?

（2）护士对李爷爷进行健康评估的方法有哪些?

解析:（1）观察全身状态:包括生命体征、皮肤色泽等;观察胸廓肺部:痰液性状,呼吸困难、胸部疼痛、肺部呼吸音和啰音等;观察腹部情况;观察有无恶心呕吐等消化系统情况。

（2）交谈、观察和体格检查。

2. 王奶奶，78岁，情绪低落、少语、反应迟钝、觉得生活没有意义3个月，常有疲倦乏力、睡眠障碍、胃肠疼痛等不适。

请问：（1）护士接诊后，应重点从哪些方面进行健康评估？

（2）常用哪些量表评估王奶奶的抑郁情绪？

解析：（1）①了解王奶奶的成长发育史、生活方式、特殊嗜好、家族史、用药史、睡眠及饮食状况等；②评估王奶奶心情抑郁的程度，了解老人是否有自杀观念和行为；③评估王奶奶的社会状况，如社会关系、社会支持等。

（2）常用的量表有汉密尔顿抑郁量表和老年抑郁量表。

（刘　静）

第三章 | 老年人的健康管理与养老照护

一、重点难点解析

本章学习重点是老年人自我健康管理、慢性疾病预防和管理、老年延续性护理的类型和特点、健康养老照护的模式。学习难点是老年人的慢性疾病预防和管理。

（一）老年人自我健康管理

老年人自我健康管理是指老年人对自己身体的健康信息和健康危险因素进行分析、预测和预防的全过程。包括人们独立于医疗保健系统之外的自我健康管理行为和与医疗保健系统合作,治疗和管理自己健康的医疗卫生行为。

1. 老年人自我健康管理的意义

（1）能够有效管理慢性疾病。

（2）能够降低医疗成本。

（3）能使老年人享受更高质量的生活。

2. 老年人自我健康管理的内容

（1）生活方式管理:包括营养指导、身体活动指导、控烟指导、限制饮酒和戒酒、心理健康指导。

（2）积极配合治疗慢性疾病。

（3）规范合理用药。

（4）定期体检和随诊。

（5）提升健康素养。

（6）增进社会交往。

（二）老年人慢性疾病预防和管理

1. 老年人慢性疾病的预防　应对慢性疾病最好的方法是预防,应遵循以下原则。

（1）坚持共建共享:倡导"每个人是自己健康第一责任人"的理念。

（2）坚持预防为主:加强行为和环境危险因素控制,强化慢性疾病早期筛查和早期发现,推动由疾病治疗向健康管理转变。

（3）坚持分类指导：积极采取三级预防策略，即一级预防（无病预防，又称病因预防）、二级预防（临床前期预防）、三级预防（临床预防）。

2. 老年人慢性疾病的管理　管理过程分为三个基本步骤：了解和掌握健康，开展健康体检进行信息的收集、整理；进行健康评估和健康风险评价；采取多种形式干预和促进健康。以上三个步骤贯穿始终，周而复始，形成闭环，对老年人开展全方位、全过程的健康管理服务。

（1）加强健康教育，提升老年人健康素养。

（2）实施早诊早治，降低高危人群发病风险。

（3）强化规范诊疗，提高治疗效果。

（4）促进医防协同，实现全流程健康管理。

（5）完善保障政策，切实减轻群众就医负担。

（三）老年延续性护理的类型

（1）信息的延续：主要针对病人信息，包括过去发生的个人情况的使用，使当前的照护方案最契合病人的需要。

（2）管理的延续：对病人不断变化的需求作出反应，对病人的健康状况实施的一种连续、一致的管理方法。

（3）关系的延续：病人与一个或者多个卫生服务提供者之间的一种能够持续的治疗性关系。

（四）老年延续性护理的特点

老年延续性护理的特点可概括为"4C"，即综合性（comprehensiveness）、延续性（continuity）、协调性（coordination）、合作性（collaboration）。

（1）综合性：综合评估病人的状况，促使实现从医院到社区或家庭护理服务的延续性。

（2）延续性：持久性的常规随访。

（3）协调性：医务人员之间或医务人员与老年病人的主要照顾者之间的沟通协调。

（4）合作性：老年病人与医务人员就预设的目标而进行的合作。

（五）健康养老照护的模式

（1）医养结合养老照护模式："医"主要是重大疾病早期识别、必要的检查、治疗、康复训练，包括有关疾病转归、评估观察、有关检查、功能康复、诊疗护理、重大疾病早期干预以及临终关怀等医疗技术上的服务；"养"包括生理和心理上的护理、用药和安全、日常饮食照护、功能训练、日常活动、危重生命体征、身体状况分析、体重营养定期监测等服务。

（2）社区嵌入式养老照护模式：集合了居家养老、社区养老、机构养老三者的优势，将三者的优势资源都嵌入社区养老照护中，并对社区养老照护资源进行合理配置，实现资源嵌入、功能嵌入。

（3）智慧健康养老照护模式：需要三个基本条件，即①具有智慧健康养老信息服务平台。②基于智慧健康养老信息服务平台，实现各方养老服务主体间、养老服务供给侧之间信息的无缝整合，并与需求侧无缝互动，提升养老服务效率。③通过互联网或移动终端设施，实现需求侧信息迅速释放，养老服务供给侧及时响应，实现信息流的快速、有效互动。

二、习题与解析

（一）选择题

【A1 型题】

1. 在我国《"十四五"健康老龄化规划》的主要任务中，要求到 2025 年 65 岁及以上老年人城乡社区规范化健康管理服务率和中医药健康管理率须分别达到

　　A. >60%　　>75%　　　　　　B. >65%　　>70%

　　C. >65%　　>75%　　　　　　D. >60%　　>70%

　　E. >55%　　>60%

答案：C

解析：在我国《"十四五"健康老龄化规划》的主要任务中，强调完善身心健康并重的预防保健服务体系，要求到 2025 年，65 岁及以上老年人城乡社区规范化健康管理服务率达到 65% 以上，65 岁及以上老年人中医药健康管理率达到 75% 以上。

2.《国家基本公共卫生服务规范（第三版）》中规定，老年人健康管理服务规范服务对象为

　　A. 辖区内居民

　　B. 辖区内 65 岁及以上常住居民

　　C. 辖区内常住居民

　　D. 辖区内 60 岁及以上常住居民

　　E. 辖区内 55 岁及以上常住居民

答案：B

解析：根据《国家基本公共卫生服务规范（第三版）》的要求，每年要为辖区内 65 岁及以上常住老年人提供一次健康管理服务，包括生活方式和健康状况评估、体格检查、辅助检查和健康指导。

3. 关于老年人健康管理服务规范服务内容,以下叙述**错误**的是
    A. 每年进行2次老年人健康管理　　B. 辅助检查
    C. 体格检查　　　　　　　　　　　D. 健康指导
    E. 健康状况评估

答案:A

解析:根据《国家基本公共卫生服务规范(第三版)》的要求,每年要为辖区内65岁及以上常住老年人提供一次健康管理服务,包括生活方式和健康状况评估、体格检查、辅助检查和健康指导。

4.《国家基本公共卫生服务规范(第三版)》中关于老年人健康管理服务内容要求每年必查的辅助检查是
    A. 血常规　　　　　　　　　　　　B. 尿常规
    C. 肝、肾功能　　　　　　　　　　D. 血糖
    E. 血脂

答案:D

解析:辅助检查包括血常规、尿常规、肝功能(血清谷草转氨酶、血清谷丙转氨酶和总胆红素)、肾功能(血清肌酐和血尿素氮)、空腹血糖、血脂(总胆固醇、甘油三酯、低密度脂蛋白胆固醇、高密度脂蛋白胆固醇)、心电图和腹部B超(肝胆胰脾)检查。

5. 对辖区内65岁及以上常住老年人的健康管理服务的频次是
    A. 每年1次　　　　　　　　　　　B. 每季度1次
    C. 每半年1次　　　　　　　　　　D. 每月1次
    E. 每年2次

答案:A

解析:根据《国家基本公共卫生服务规范(第三版)》的要求,每年要为辖区内65岁及以上常住老年人提供一次健康管理服务,包括生活方式和健康状况评估、体格检查、辅助检查和健康指导。

6. 帮助老年人管理自身健康的有效策略,正确的是
    A. 心理自我调适　　　　　　　　　B. 自我健康管理
    C. 预防保健　　　　　　　　　　　D. 科学的饮食搭配
    E. 适量运动

答案:B

解析:自我健康管理是帮助老年人管理自身健康的有效策略。

7. 关于老年人规范合理用药的说法，**不正确**的是
    A. 遵医嘱用药，不自行用药
    B. 大量服用滋补药、保健品
    C. 按时按量用药，不自行增减
    D. 如有不适，及时就医
    E. 发现药物不良反应及时就医

答案：B

解析：老年人规范合理用药，要谨记：①遵医嘱用药，不自行用药。②按时按量用药，不自行增减。③不滥用药物，不迷信"滋补药""保健品"。④自我监测，如有不适，及时就医。

8. 《老年健康蓝皮书：中国老年健康研究报告（2020～2021）》指出70岁及以上居民伤残调整寿命构成中，占前3位正确的是
    A. 心脑血管疾病（39.11%）、癌症（15.40%）、慢性阻塞性肺疾病（10.48%）
    B. 癌症（39.11%）、心脑血管疾病（15.40%）、慢性阻塞性肺疾病（10.48%）
    C. 心脑血管疾病（39.11%）、慢性阻塞性肺疾病（15.40%）、癌症（10.48%）
    D. 心脑血管疾病（15.40%）、癌症（39.11%）、慢性阻塞性肺疾病（10.48%）
    E. 慢性阻塞性肺疾病（39.11%）、癌症（15.40%）、心脑血管疾病（10.48%）

答案：A

解析：70岁及以上居民伤残调整寿命构成中，心脑血管疾病（39.11%）、癌症（15.40%）、慢性阻塞性肺疾病（10.48%）占前3位。

9. 老年人慢性疾病防治遵循的原则**不正确**的是
    A. 坚持共建
    B. 坚持共享
    C. 坚持预防为主
    D. 坚持治疗为主
    E. 坚持分类指导

答案：D

解析：《中国防治慢性病中长期规划（2017—2025年）》要求，遵循的原则有：坚持共建共享、坚持预防为主、坚持分类指导。

10. 以下**不属于**老年人自我健康管理中生活方式管理的项目是
    A. 饮食合理
    B. 环境卫生
    C. 不吸烟
    D. 限制饮酒
    E. 适当运动

答案：B

解析：老年人自我健康管理中生活方式管理包括：营养指导、身体活动指导、控烟指导、限制饮酒和戒酒、心理健康指导。

11. 以下**不属于**老年人健康管理的步骤是

   A. 了解和掌握健康

   B. 开展健康体检进行信息的收集、整理

   C. 进行健康评估和健康风险评价

   D. 加强家属健康教育,提升老年人健康素养

   E. 采取多种形式干预和促进健康

答案:D

解析:管理过程分为三个基本步骤:了解和掌握健康,开展健康体检进行信息的收集、整理;进行健康评估和健康风险评价;采取多种形式干预和促进健康。

12. 20 世纪 80 年代,总结形成了老年延续性护理模式的国家是

   A. 中国   B. 日本

   C. 美国   D. 瑞典

   E. 德国

答案:C

解析:20 世纪 80 年代,美国宾夕法尼亚大学科研组织总结形成了延续性护理模式。

13. 老年人延续性护理的具体内容**不包括**

   A. 入院计划   B. 转诊计划

   C. 出院计划   D. 回归家庭后持续指导和随访

   E. 回归社区后持续指导和随访

答案:A

解析:老年延续性护理的重点指向由医院回归家庭(或社区)的延续照护,具体内容包括:转诊计划、出院计划、回归家庭(或社区)后持续指导和随访。

14. **不属于**老年人延续性护理的特点是

   A. 综合性   B. 延续性

   C. 长期性   D. 协调性

   E. 合作性

答案:C

解析:老年延续性护理的特点可概括为"4C",即综合性(comprehensiveness)、延续性(continuity)、协调性(coordination)、合作性(collaboration)。

15. **不属于**初级卫生保健领域的延续性护理服务内容的是

   A. 一般及特殊治疗性护理服务

B. 设置健康宣传栏

C. 提供全天候的运动功能训练和康复护理

D. 定期进行家庭访视,提供健康咨询

E. 监督病人的遵医行为

答案:C

解析:初级卫生保健领域的延续性护理,服务内容包括提供一般及特殊治疗性护理服务;设置健康宣传栏,定期开展健康教育活动;为病人提供日间运动功能训练和康复护理;定期进行家庭访视,提供健康咨询;监督病人的遵医行为,进行护理干预措施等。

16. 从急性期护理所在医院转出的延续性护理干预类型,**不正确**的是

A. 出院计划   B. 病人与家庭的教育干预

C. 社区支持模式   D. 慢性病管理

E. 慢性病治疗干预

答案:E

解析:从急性期护理所在医院转出的延续性护理干预类型有 4 种类型:出院计划、病人与家庭的教育干预、社区支持模式和慢性病管理。其中,教育干预包括医院教育和社区教育两种类型;社区支持模式包括提供者指导的干预与心理行为干预两种类型。

17. 三元联动延续护理小组的组成

A. 至少 1 名医院医生,至少 2 名医院护士,至少 2 名社区护士,至少 1 名家庭照护者

B. 至少 1 名医院医生,至少 1 名医院护士,至少 2 名社区护士,至少 1 名家庭照护者

C. 至少 1 名医院医生,至少 2 名医院护士,至少 1 名社区护士,至少 1 名家庭照护者

D. 至少 1 名医院医生,至少 2 名医院护士,至少 2 名社区护士,至少 2 名家庭照护者

E. 至少 2 名医院医生,至少 2 名医院护士,至少 2 名社区护士,至少 1 名家庭照护者

答案:A

解析:成立三元联动延续护理小组:由至少 1 名医院医生,至少 2 名医院护士,至少 2 名社区护士,至少 1 名家庭照护者共同组成。

18. 日本颁布了《老人福利法》,该法提倡中央集权制的老人福利体制,强调国家和政府应负主要责任。《老人福利法》颁布的时间是

    A. 1963 年   B. 1997 年

    C. 2011 年   D. 2000 年

    E. 1977 年

答案: A

解析: 日本于 1963 年 7 月颁布《老人福利法》,该法提倡中央集权制的老人福利体制,强调国家和政府应负主要责任。

19. 关于我国老年健康照护体系的内涵,说法正确的是

    A. 面向中老年群体   B. 面向城市老人

    C. 面向所有老年人   D. 面向农村老人

    E. 面向所有人

答案: C

解析: 老年健康照护体系指的是与经济社会发展水平相适应,以满足老年人养老需求、提升老年人生活质量为目标,面向所有老年人,提供生活照料、康复护理、精神慰藉、紧急救援和社会参与等设施、组织、人才和技术要素形成的网络,以及配套的服务标准、运行机制和监管制度。

20. 在我国老年健康照护模式中,对居家养老具有重要支撑作用的模式是

    A. 居家照护模式   B. 社区照护模式

    C. 机构照护模式   D. 居家照护模式和社区照护模式

    E. 多元照护模式

答案: B

解析: 社区照护模式是对居家养老具有重要支撑作用的一种模式。

21. 我国老年人群体的特点**不包括**

    A. 老年人口基数大   B. 失能老人、空巢老人基数快速增长

    C. 老龄化城乡差异大   D. 老龄化速度慢

    E. 家庭结构核心化与小型化

答案: D

解析: 我国老年人口居世界之最,失能老人、空巢老人基数快速增长,家庭结构核心化与小型化,城乡差异大等问题凸显,人口老龄化背景下我国养老形势严峻。

22. **不属于** "医养结合"具体措施的是

    A. 制定出台医养签约服务规范

B. 鼓励养老机构与周边的医疗卫生机构开展多种形式的签约合作

C. 加强老年医学、康复、护理等专业人才培养

D. 设立医养结合培训基地

E. 吸引营利组织开办医养结合机构

答案：E

解析：吸引非营利组织开办医养结合机构，大大提高了对"医养结合"需求的保障能力。

23. 构建一个成功的智慧健康养老照护体系，需要满足的基本条件，**不包括**

A. 具有智慧健康养老信息服务平台

B. 基于信息服务平台实现服务主体间、供给侧、需求侧无缝互动

C. 实现需求侧信息迅速释放

D. 实现服务供给侧及时响应

E. 可以借助其他信息平台资源共享养老信息

答案：E

解析：构建一个成功的智慧健康养老照护体系，需要三个基本条件：①具有智慧健康养老信息服务平台。②基于智慧健康养老信息服务平台实现各方养老服务主体间、养老服务供给侧之间信息的无缝整合，并与需求侧无缝互动，提升养老服务效率。③通过互联网或移动终端设施，实现需求侧信息迅速释放，养老服务供给侧及时响应，实现信息流的快速、有效互动。

24. 全日制养老机构的基本要求，**不正确**的是

A. 机构可为非法人创办

B. 应具有相对独立、固定、专用的场所

C. 养老机构建筑及设施的设计与设置应符合《养老机构基本规范》的要求

D. 人力资源配置应满足养老服务的需要

E. 具有独立法人的资质

答案：A

解析：基本要求：机构应具有独立法人的资质；应具有相对独立、固定、专用的场所；养老机构建筑及设施的设计与设置应符合《养老机构基本规范》的要求；人力资源配置应满足养老服务的需要。

25. 我国养老机构划分的等级是

A. 一级、二级、三级

B. 一级、二级、三级、四级

C. 一级、二级、三级、四级、五级

D. 一级、二级、三级、四级、五级、六级

E. 不分等级

答案：C

解析：养老机构的评定分为五个等级，从低到高依次为一级、二级、三级、四级、五级。

【A2 型题】

26. 刘爷爷，男，70 岁，患有高血压、糖尿病，社区护士指导用药应强调

　　A. 按个人喜好自服药物　　　B. 手脚麻木时必须服用抗高血压药

　　C. 服药后有任何不适自行停药　　D. 语言不畅不用去医院诊治

　　E. 遵医嘱用药，及时反馈用药情况

答案：E

解析：老年人规范合理用药，要谨记：①遵医嘱用药，不自行用药。②按时按量用药，不自行增减。③不滥用药物，不迷信"滋补药""保健品"。④自我监测，如有不适，及时就医。

27. 李奶奶，女，80 岁，体质较弱，以下运动心率较适宜其身体状况的是

　　A. 90 次 /min　　　　　　　　B. 100 次 /min

　　C. 110 次 /min　　　　　　　D. 81 次 /min

　　E. 72 次 /min

答案：D

解析：老年人运动强度的测量常用运动中的心率和自我感知运动强度两种方法进行，适宜的有氧运动心率 = 170 − 年龄，体弱且年纪较大的老年人，为了安全，可以选择（170 − 年龄）× 0.9。

28. 王大爷，男，65 岁，平素喜欢吃动物内脏，不爱运动，社区护士建议他注意合理饮食，进行规律锻炼，以防冠心病发病，这属于

　　A. 一级预防　　　　　　　　B. 二级预防

　　C. 三级预防　　　　　　　　D. 四级预防

　　E. 五级预防

答案：A

解析：一级预防：即无病预防，又称病因预防，是在疾病（或伤害）尚未发生时针对病因或危险因素采取措施。

29. 田奶奶，女，85 岁，定居美国，诊断阿尔茨海默病 8 年，现已完全失能，卧床

不起,需要全护理,最适合她的老年照护机构是

    A. 持续照料退休老年人社区   B. 辅助生活住宅

    C. 护理院   D. 照护之家

    E. 日间照护院

答案:C

解析:持续照料退休老年人社区主要面向生活基本能够自理的健康老年人;辅助生活住宅和照护之家主要面向需要一定日常护理的半失能老年人;而护理院则是面向需要24h照护的完全失能老年人。

30. 钱爷爷,男,75岁,患有阿尔茨海默病。其子女希望他能在自己熟悉的环境中,继续保持与家人的情感交流,又能就近获得养老所需的各种专业服务资源的照护方式是

    A. 医养结合养老照护模式   B. 社区嵌入式养老照护模式

    C. 智慧健康养老照护模式   D. 虚拟养老院

    E. 日间照护院

答案:B

解析:社区"嵌入式"养老照护模式,使老年人在自己熟悉的环境中,继续保持传统社会关系、保持与亲人情感交流的同时,还能就近获得养老所需的各种专业服务资源,不断提高社区养老照护的专业度。

(二)简答题

1. 老年人健康管理的意义有哪些?

解析:(1)可以降低各种危险因素对健康的影响。

(2)可以预防和控制老年人疾病的发生与发展。

(3)让有限的资源得到充分利用,使健康改善效果最大化。

2. 老年人健康管理服务的内容有哪些?

解析:根据《国家基本公共卫生服务规范(第三版)》的要求,每年要为辖区内65岁及以上常住老年人提供一次健康管理服务,包括生活方式和健康状况评估、体格检查、辅助检查和健康指导。

3. 老年人自我健康管理的意义有哪些?

解析:(1)能有效管理慢性疾病,是帮助老年人管理自身健康的有效策略。

(2)能够降低医疗成本,对疾病的发展早评估、早干预,可以成功地阻断、延缓甚至逆转疾病的发生和发展进程,有效避免反复入院,减少使用医疗服务资源。

(3)能使老年人享受更高质量的生活。

4. 慢性疾病的三级预防策略有哪些？

解析：（1）一级预防：即无病预防，又称病因预防，是在疾病（或伤害）尚未发生时针对病因或危险因素采取措施，降低有害暴露的水平，增强个体对抗有害暴露的能力，预防疾病（或伤害）的发生或至少推迟疾病的发生。

（2）二级预防：又称为临床前期预防，即在疾病的临床前期做好早发现、早诊断、早治疗的"三早"预防措施。

（3）三级预防：即临床预防，三级预防可以防止伤残和促进功能恢复，提高生存质量，延长寿命，降低致残率、病死率。

5. 老年延续性护理的特点有哪些？

解析：老年延续性护理的特点可概括为"4C"，即综合性（comprehensiveness）、延续性（continuity）、协调性（coordination）、合作性（collaboration）。综合性：即综合评估病人的状况，促使实现从医院到社区或家庭护理服务的延续性。延续性：即持久性的常规随访。协调性：即医务人员之间或医务人员与老年病人的主要照顾者之间的沟通协调。合作性：即老年病人与医务人员就预设的目标而进行的合作。

6. 我国老年健康照护的主要模式有哪几种？

解析：我国老年健康照护模式主要有三种：第一种是居家照护模式，第二种是社区照护模式，第三种是机构照护模式。受传统文化的影响这三种模式中居家照护模式占到了 90%，社区照护模式大概占 6%~7%，机构照护模式占 3%~4%（即"9064"或"9073"模式）。

7. 构建一个成功的智慧健康养老照护体系，需要的基本条件有哪些？

解析：构建一个成功的智慧健康养老照护体系，需要三个基本条件：①具有智慧健康养老信息服务平台。②基于智慧健康养老信息服务平台实现各方养老服务主体间、养老服务供给侧之间信息的无缝整合，并与需求侧无缝互动，提升养老服务效率。③通过互联网或移动终端设施，实现需求侧信息迅速释放，养老服务供给侧及时响应，实现信息流的快速、有效互动。

（三）案例分析题

1. 王爷爷，70 岁，既往高血压、糖尿病病史，因下棋时与人发生争执晕厥入院，入院时测量生命体征发现血压 190/100mmHg，经了解，王爷爷早年丧偶，子女在外地工作，疫情原因，已经半年没有回家探视，王爷爷近段时间在网上自行购买并服用了一种"降压特效药"，自行停用了原来在社区医院开的抗高血压药。

请问：（1）王爷爷的用药行为存在哪些问题？

（2）如何提高老年人用药的依从性？

解析:(1)王爷爷存在盲目购药,自行停药等问题。

（2）老年人机体的耐受性不断降低,对药物的应激反应变弱、变迟缓,特别是肝、肾功能下降后影响药物的代谢、转化、排泄,再加上记忆力、理解力、心理状态等方面不同程度地改变,服药的依从性也呈现下降趋势。由于老年人特殊的生理、心理状况,导致老年人更容易发生药物不良反应。老年人规范合理用药,要谨记:①遵医嘱用药,不自行用药。②按时按量用药,不自行增减。③不滥用药物,不迷信"滋补药""保健品"。④自我监测,如有不适,及时就医。

2. 某社区护士,接到一项任务,所辖社区的刘奶奶病情好转即将从上级医院转回社区医院进行延续护理,该社区护士需要参加三元联动延续护理小组,参与刘奶奶的延续护理工作。

请问:(1)什么是医院—社区—家庭三元联动的延续性护理模式?

（2）该社区护士所在的社区医院,需要承担什么样的工作?

解析:(1)医院—社区—家庭三元联动的延续性护理模式,通过在医院、社区、家庭三者之间形成一个环形的交流协作模式,为病人提供全程无缝隙的专业延续性护理服务。

（2）社区分担了医院的部分工作,大量开展健康教育、健康促进的工作,是连接医院与家庭的纽带。主要有以下工作内容:

1）动态反馈,注重培训:保持与医院、家庭的紧密联动,动态反馈病人情况,对社区医护人员进行上门访视、电话访谈、居家护理等方面的培训与考核。

2）开展社区现场指导:定期邀请上级医院的专家到社区开展现场会诊、义诊、健康咨询、健康讲座等,为社区居民以及慢性病病人进行健康指导。

3）按出院延续照护方案定期开展家庭访视和电话访问:提醒老年病人复诊和就诊的时间以及注意事项。

4）开设慢性病健康宣传栏:发放慢性病宣传手册,内容包括:慢性病防治的相关知识、用药指导、饮食与营养指导、活动与功能锻炼指导等内容。

（杨 梅）

第四章 | 老年人的日常生活及常见健康问题的护理

一、重点难点解析

本章重点是老年人日常生活护理的注意事项；皮肤清洁护理；老年人的饮食、排泄、睡眠障碍护理；老年跌倒／坠床的预防与护理。难点是老年人吞咽障碍的表现和急救、跌倒预防和处理。

（一）老年人日常生活护理的注意事项

1. 保持老年人的自理能力。

2. 保护老年人的安全

（1）防跌倒／坠床。

（2）防烫伤。

（3）防止交叉感染。

（4）注意用电安全。

（5）心理护理。

3. 尊重老年人的个性和隐私。

（二）老年人的皮肤清洁护理

1. 沐浴 通常可以根据地域特点和老年人自身习惯决定沐浴的频率。沐浴时，室温应保持在24～26℃，水温宜在40℃左右；沐浴的时间不宜过长，以10～15min为宜，应选择在饭后2h左右进行；单独沐浴时，浴室门勿反锁；年老体弱者须有人协助洗浴；绝对卧床者，家属应帮助擦浴。

2. 皮肤的特殊护理 气候干燥时，为了达到保湿效果，沐浴后应涂抹护肤油。晚间用热水泡脚，泡脚后可用带放大镜的指甲剪去除脚上过厚的角化层或剪掉过长的指（趾）甲，再涂上护肤霜以防皲裂；对于手足已皲裂的老年人，在用热水泡手脚后，涂抹护肤霜，再戴上棉质手套、穿上袜子睡觉，皲裂状况会得到有效的改善。

3. 老年瘙痒症的护理

（1）皮肤护理：保持皮肤完整性，预防皮肤继发感染，协助老年人剪短指甲，尽量避免搔抓,瘙痒难忍时用指腹按摩代替搔抓或用冷水湿敷;减少洗澡次数,沐浴时间不宜过长,合理调节水温,减少清洁剂、香皂的使用,浴后涂擦护肤霜或润肤油,改善皮肤干燥情况,缓解瘙痒症状;鼓励老人养成定时喝水的习惯,及时补充皮肤水分。

（2）用药护理:可使用低浓度类固醇霜剂涂擦皮肤,适当服用抗组胺类药物及温和的镇静剂以减轻瘙痒,防止皮肤继发性损害。

（3）心理护理:可以利用转移瘙痒的技巧,如按摩疗法、皮肤刺激法、松弛疗法、呼吸放松法。

（4）饮食护理:老年人饮食宜清淡,多吃富含维生素的食物,少吃辛辣刺激性食物,戒烟、限酒,以免加重皮肤瘙痒;禁食海产品,鱼、虾、蟹等是皮肤瘙痒的变应原,易使皮肤血管周围的活性物质释放出来,加重皮肤瘙痒;低脂饮食,减少皮肤油脂负担,从而减少皮肤表面毛孔发生堵塞的机会;低糖饮食,减少因高血糖刺激皮肤加重瘙痒。

（5）健康教育:向老年人及家属介绍皮肤瘙痒症的相关知识,治疗原发疾病如糖尿病、肝肾疾病等。保持环境适宜的温度和湿度,减少皮肤水分蒸发。养成良好的生活习惯,合理休息,劳逸结合,保证睡眠;加强体育锻炼,增强机体免疫力;保持积极乐观的心态,积极配合治疗。

（三）老年人的饮食护理

1. 老年人的饮食原则

（1）合理选择食物:食物种类应多样化、营养丰富、食量适宜,食物宜荤素搭配,以素为主;粗细搭配,多食粗粮;干稀搭配,混合食用;生熟搭配,适量生食。摄食应做到“三高一低四少”,即高蛋白、高维生素、高纤维素,低脂,少盐、少油、少糖、少辛辣调味品。

（2）食物温度适宜:老年人的食管对食物温度的耐受性较弱,宜食用温热食物,不宜过烫。

（3）食物易消化吸收:老年人的饮食宜松、软、细;勿油腻、黏稠,少油炸。

（4）食量分配合理:老年人应注意控制体重,限制热量的摄入,三餐提倡“早餐吃好、午餐吃饱、晚餐吃少”的原则;少食多餐,勿暴食、暴饮;两餐之间可加点心。

2. 特殊饮食护理

（1）轻度功能障碍的老年人:通过特殊餐具,比如床上餐桌或带吸盘的碗勺来维持老年人自己进食的能力。

（2）重度功能障碍的老年人:需要喂食,尊重老年人的生活习惯,注意喂食速度。

（3）视力障碍的老年人：需先介绍餐桌上的食品种类和位置，帮助老年人用手触及具体位置以便确认，尤其要注意提示汤和茶水的位置以免发生意外，将鱼刺等坚硬食物剔除干净后再让老年人食用。

（4）吞咽功能低下和卧床的老年人：①半卧位，或端坐位前倾15°；如果床上进食，抬高床头30°～45°；意识障碍者头偏向一侧，防止误吸；进食后不宜立即平卧，需保持体位30min，防止食物反流。②进食后30min内禁止吸痰；食物以细、碎、软为原则，避免过冷或过热；进餐时注意力集中，避免与老年人交谈、避免一边进食一边看电视、避免催促进食及谈论令人不悦的话题；鼓励老年人在餐厅进食，使用适当餐具，鼓励自己进食，调整进食的一口量及速度，一般先以汤匙的1/3试之，然后酌情增加。③一旦老年人发生呛咳立即停止进食，嘱休息片刻并密切观察；如有剧烈呛咳、呼吸困难等异常情况，立即就地抢救。

（5）偏瘫的老年人：侧卧位进食，最好是健侧卧位。

（四）老年人排泄的护理

1. 老年人尿失禁的护理

（1）良好的排尿环境：老年人的卧室应安排在距卫生间近的地方，最好安坐便器，旁边应有扶手。长期卧床老人在床上排尿，病情好转后在床边排尿。

（2）皮肤护理：注意观察老年人会阴部的皮肤有无红肿、溃疡以防压疮的形成，随时保持会阴部的清洁和干爽，必要时局部涂抹润肤油以保护皮肤。尿失禁的老年人应慎用留置导尿，病情需要时可短期使用。

（3）心理护理：照护人员应尊重、理解老年人，用心倾听老年人的不良情绪，缓解压力。

（4）护理用具的使用：①尿壶，对意识清醒的老年人可用尿壶接尿，用后及时倾倒干净，并冲洗尿壶以备下次使用。②纸尿裤，能够有效地处理尿失禁，注意每次更换纸尿裤时应用温水清洗会阴和臀部。③一次性导尿管和密闭式集尿袋，适用于尿失禁、尿潴留和躁动不安的老年人，需要定时消毒、更换尿管，定时更换集尿袋，以免长期使用致使泌尿系统感染，同时影响膀胱自主反射性排尿功能，尽量缩短留管时间，留置导尿管时应注意严格无菌操作。

（5）药物指导：了解药物的治疗作用和副作用，指导老年人遵医嘱正确用药。

（6）饮食指导：多食用高蛋白、高维生素、高纤维素、清淡易消化的食物。合理安排饮水时间和量。白天适当多饮水；晚上限制饮水量，少喝浓茶、咖啡等刺激性饮料，睡前排空膀胱，减少夜尿的次数以保证睡眠质量。

（7）康复指导：进行膀胱功能训练和盆底肌肉训练（凯格尔运动）。

2. 老年人便秘的护理

（1）饮食护理：饮食规律，调整膳食结构，保持一定的食物量，粗细荤素搭配，多食水果蔬菜，增加膳食纤维，避免摄入辛辣、难以消化的食物。通常便秘老年人每天的饮水量应在 2 000～2 500ml。晨起空腹饮一杯温开水刺激肠蠕动。

（2）排便护理。

（3）用药护理。

（4）心理护理。

（5）健康指导：①知识宣教，向老年人介绍引起便秘的原因，提供有效的预防措施。②环境指导，排便环境要清洁、无异味、温暖、舒适、安全，便器清洁、勿过凉，体质虚弱的老年人可用坐便椅。③饮食指导，均衡膳食，多食富含纤维素的食物及水果，增加饮水量。④活动指导。

3. 老年人大便失禁的护理

（1）护理原则：保持肛周皮肤清洁、无异味，观察病情、积极治疗原发病。

（2）观察病情：注意观察大便的颜色、性状、量，及时采集标本送检，同时观察生命体征的变化，有无脱水及电解质紊乱现象。

（3）皮肤护理。

（4）重塑排便习惯：鼓励老年人适度活动，重塑正常的排便反射。

（5）饮食护理：宜进食少渣少油，易消化吸收，营养丰富的食物，避免进食粗糙、刺激性强、产气的食物；便秘时适量饮水；严重腹泻者可短期禁食或食用清淡流质饮食，如米汤、果汁等；恢复期进食少渣少油的半流质饮食，如菜泥、细汤面。

（6）心理护理：护理人员应多给老年人尊重、关爱和安慰，帮助老年人树立战胜疾病的信心，消除自卑、焦虑、社交障碍等心理问题。

（7）健康指导：坚持做收腹和肛提肌运动，积极进行相关疾病的健康知识教育。

（五）老年人睡眠障碍的护理

1. 老年人睡眠的特点　睡眠时间短、觉醒次数多、睡眠深度浅、睡眠习惯改变。

2. 一般护理

（1）环境以安静、舒适、安全、整洁为原则。

（2）睡前安排：根据习惯做好就寝前的准备，尽量不用镇静催眠药，必要时应严格遵医嘱用药。

（3）睡眠指导：睡前不宜吃得过饱，饮水过多；不宜喝浓茶和咖啡；不宜从事紧张的脑力劳动和剧烈活动；不宜看情节惊险的电视或小说等。

3. 用药护理　当所有促进睡眠的方法都无效时，可服用镇静催眠药或抗精神病类药物。需要告知老年人遵医嘱服药的重要性,避免私自停药或改变药量,同时应注意观察药物有无宿醉反应和成瘾性。

4. 心理护理

（1）支持性护理。

（2）改善人际关系。

（3）帮助老年人转化角色、改变认知。

（4）行为疗法。

（六）老年人跌倒/坠床的预防

1. 防止跌倒。

2. 合理运动。

3. 正确用药。

4. 使用保护器具。

5. 改变不良环境。

6. 改变生活方式。

二、习题与解析

（一）选择题

【A1 型题】

1. 老年人每日适宜的饮水量为

　　A. 500～800ml

　　B. 800～1 200ml

　　C. 1 200～1 500ml

　　D. 1 500～2 000ml

　　E. 2 000～2 500ml

答案:C

解析:老年人每日饮水量以 1 200～1 500ml 为宜。

2. 一位身体健康的 75 岁老人,适宜的运动量下运动后心率为

　　A. 80次/min

　　B. 85次/min

　　C. 90次/min

　　D. 95次/min

　　E. 100次/min

答案:D

解析:老年人活动后适宜的心率(次/min)=170-年龄。

3. 老年人的活动原则**不包括**

　　A. 运动强度由小到大,运动时间逐渐增加

B. 活动项目不在多，贵在坚持

C. 每天 1~2 次，每次 0.5h 左右，每天总时间不大于 2h

D. 每天 3~4 次，每次 0.5h 左右，每天总时间不大于 3h

E. 切忌一次性过度运动

答案：D

解析：老年人的活动不必追求锻炼项目的多少，而贵在坚持。在合适的强度基础上，最好坚持每天锻炼 1~2 次，每次 0.5h 左右，每天的活动总时间不应大于 2h。

4. 老年人晚上**不利于**睡眠的活动

A. 看电视   B. 打麻将

C. 打太极   D. 喝牛奶

E. 听音乐

答案：B

解析：老年人睡前不宜从事紧张的脑力劳动和剧烈活动；不宜看情节惊险的电视或小说等。

5. 关于老年人服饰的叙述，**不正确**的是

A. 尽量不穿拖鞋   B. 上衣多选套头衫

C. 上衣多选开衫   D. 尽量穿松紧裤

E. 尽量穿宽松的外套

答案：B

解析：老年人的衣服样式要求宽大，上衣多选择开衫，避免选择套头衫，裤子采用带松紧的，尽量不穿拖鞋及系鞋带的鞋子。

6. 老年人的饮食营养，描述**错误**的是

A. 多进食高蛋白、高维生素、高纤维素的食物

B. 多进食低盐、低脂、低胆固醇饮食

C. 粗细搭配、多吃粗粮

D. 粗细搭配、多吃细粮

E. 每餐七八分饱

答案：D

解析：食物宜荤素搭配，以素为主；粗细搭配，多食粗粮；干稀搭配，混合食用；生熟搭配，适量熟食。摄食应做到"三高一低四少"，即高蛋白、高维生素、高纤维素，低脂，少盐、少油、少糖、少辛辣调味品。

7. 导致老年人营养摄取障碍的原因**不包括**

  A. 牙口不好　　　　　　　　B. 吞咽功能障碍

  C. 食欲不佳　　　　　　　　D. 孤独寂寞

  E. 消化能力增强

答案：E

解析：消化能力减弱是导致老年人营养摄取障碍的常见原因。

8. 老年人健忘，冬天要特别注意用电安全。以下措施**不妥**的是

  A. 上床后关掉电热毯

  B. 电热器具不要放在易燃物品旁边

  C. 淘汰陈旧的电器

  D. 选择超时断电保护或者鸣叫提醒功能电器

  E. 电器不使用或离开时不用关闭电源

答案：E

解析：电器不使用或离开时应该关闭电源。

9. 为了保证老年人行走方便和轮椅通过，室内应避免出现门槛和坡度，必须有坡度的地方，高度**不应**超过

  A. 1cm　　　　　　　　　　B. 2cm

  C. 3cm　　　　　　　　　　D. 4cm

  E. 5cm

答案：B

解析：老年人居住地，必须有坡度的地方，高度不应超过 2cm。

10. 老年瘙痒症是常见的皮肤疾病，瘙痒难忍时采取下列措施**不妥**的是

  A. 用指腹按摩　　　　　　　B. 用指尖挠痒

  C. 用凉水湿敷　　　　　　　D. 用手掌拍打

  E. 用温水洗澡

答案：B

解析：协助老年人剪短指甲，尽量避免搔抓。

11. 患有瘙痒症的老年人应该特别注意饮食，戒烟限酒。以下食物可以食用的是

  A. 海带、海菜　　　　　　　B. 烤鱿鱼

  C. 鱼、虾、蟹　　　　　　　D. 红汤火锅

  E. 清汤火锅

答案：E

解析：老年人饮食宜清淡，多吃富含维生素的食物，少吃辛辣刺激性食物。

12. 水是人体重要的组成成分，老年人每天的饮水有讲究，下列方法**不妥**的是

    A. 清晨一大杯温开水   B. 睡前一小杯温开水

    C. 最好喝温开水   D. 少量多次饮水

    E. 可以喝浓茶水

答案：E

解析：老年人喝温开水和淡茶水为宜。

13. 老年人容易患骨质疏松症，应加强食物中钙的供应。以下含钙量高的食物中**不包括**

    A. 面食   B. 乳类

    C. 豆类   D. 芹菜

    E. 芝麻

答案：A

解析：含钙高的食物有乳类、海产品、豆类、芹菜、油菜、紫皮洋葱、黑木耳、芝麻等。

14. 老年人容易患缺铁性贫血，应加强食物中铁的供应。含铁量高的食物中**不包括**

    A. 血   B. 肝

    C. 瘦肉   D. 鱼

    E. 红薯

答案：E

解析：含铁高的食物有动物血、动物肝脏、瘦肉、禽、鱼等。

15. 老年人的消化功能减退，牙齿松动，咀嚼功能下降，食物宜松、软、细。**不适宜**老年人的烹调方式是

    A. 蒸   B. 煮

    C. 炒   D. 炖

    E. 煎

答案：E

解析：老年人宜食用蒸、煮、炖的食物，尽量不吃煎、炸的食物。

16. 洼田饮水试验是日本学者洼田俊夫提出的评定吞咽障碍的试验方法，有5个评价级别。5～10s内分2次以上咽下30ml温开水并有呛咳，属于几级评价结果

    A. 1级   B. 2级

C. 3级　　　　　　　　　　　D. 4级

E. 5级

答案：D

解析：5～10s内分2次以上咽下30ml温开水并有呛咳，属于4级。1级：5s内能1次顺利将水咽下。2级：5s内分2次以上将水咽下而无呛咳。3级：5s内1次咽下，但有呛咳。5级：10s内不能将水全部咽下并频繁呛咳。

17. 洼田饮水试验的试验方法是让被试者喝下30ml温开水，观察所需时间及呛咳情况。**错误**的做法是

A. 被试者坐位　　　　　　　B. 剂量准确

C. 不要告诉被试者在做试验　　D. 要告诉被试者在做试验

E. 根据被试者平时呛咳的情况决定喝水的方法

答案：D

解析：洼田饮水试验是专人负责，做饮水试验时不要告诉病人，以免病人紧张，影响试验分级。

18. 老年人进食后不宜立即平卧，为了防止食物反流，需保持坐位体位的时间是

A. 10min　　　　　　　　　　B. 20min

C. 30min　　　　　　　　　　D. 40min

E. 50min

答案：C

解析：老年人进食后不宜立即平卧，需保持进食体位30min，防止食物反流。

19. 对于吞咽障碍的老年人来说，有些食物有引起窒息的危险，不宜进食，下列适宜的食物是

A. 烤红薯　　　　　　　　　　B. 炒胡豆

C. 大汤圆　　　　　　　　　　D. 蒸蛋

E. 炸酥肉

答案：D

解析：吞咽障碍的老年人不宜吃煎、炸、烤的食物；坚硬、圆形及黏性大的食物；带骨带刺的食物；未经碎软处理的蔬菜、豆类和坚果。

20. 指导尿失禁的老年人进行盆底肌肉训练，**错误**的方法是

A. 先夹紧肛门与尿道口肌肉5～10s，然后放松5～10s

B. 先夹紧肛门与尿道口肌肉10～15s，然后放松10～15s

C. 重复做10次

D. 每天做 3 次

E. 每次反复 25～30min

答案：B

解析：盆底肌肉训练（凯格尔运动）：具体做法是先夹紧肛门与尿道口肌肉，夹紧 5～10s，然后放松 5～10s，就这样夹紧—放松，重复做 10 次，每天至少做 3 次，每次反复做 25～30min。

21. 对于大便失禁的老年人，尽可能重塑排便习惯。下列措施**除外**

A. 适度运动 B. 卧位排便

C. 坐位排便 D. 床旁协助排便

E. 定时排便

答案：B

解析：鼓励老年人适度活动，重塑正常的排便反射。具体的做法为：每天坚持按时排便，尽量采用坐姿，根据需要，可为老年人提供辅助器械（如拐杖、轮椅等）和床旁便器协助排便。也可如厕训练，建立良好的排便习惯。

22. 对于大便失禁的老年人，坚持做收腹和提肛运动，可以改善症状。**不正确**的是

A. 取坐位

B. 取卧位

C. 先收缩肛门 10s，再放松 10s，连续 20～30 次，每日数次

D. 连续 4～6 周即可改善症状

E. 连续 4～6 月即可改善症状

答案：E

解析：收腹和肛提肌运动：嘱老年人取坐位、立位或卧位，试着做排便动作，先收缩肛门，每次 10s，再放松间歇 10s，连续 20～30 次，每日数次，连续做 4～6 周可改善症状。

23. 老年人睡眠特点，以下**不符合**的是

A. 睡眠总时间较少

B. 容易受声、光、温度等外界影响

C. 容易早醒

D. 高龄、超高龄老年人睡眠时间会更少

E. 高龄、超高龄老年人睡眠时间会增加

答案：D

解析：高龄、超高龄老人睡眠时间会增加。90岁以上老年人每天睡眠10~12h。

24. 老年人最常见的性活动是

    A. 亲吻   B. 亲近

    C. 拥抱   D. 倾诉

    E. 抚摸

答案：E

解析：老年人最常见的性活动是抚摸。通过亲近、抚摸、亲吻、拥抱、倾诉等情感活动增强亲密感，获得生理、心理的满足。

【A2型题】

25. 王爷爷，88岁，有脑卒中后遗症，吞咽功能障碍，喜欢在吃饭时看电视。一日早餐吃馒头时，突然愣住、面部涨红，呛咳不已；一手呈"V"字状紧贴于颈前喉部，并用另一手指向口腔，表情痛苦。照护者小李判断王爷爷发生噎呛，立即清除口腔内馒头块，行海姆利希急救法，帮助王爷爷吐出了咽喉部的食物，解除了危机。王爷爷此时发生噎呛的程度是

    A. 轻度   B. 中度

    C. 重度   D. 极重度

    E. 低度

答案：A

解析：噎呛的临床表现大致分为轻度、中度、重度。轻度：进食时突然不能说话，欲说无声，面部涨红，并有呛咳反射。中度：胸闷、窒息感，食物不能吐出，两眼发直，两手乱抓。重度：满头大汗、面色苍白、口唇发绀、突然摔倒、意识模糊、烦躁不安。

【A3型题】

（26~28题共用题干）

王爷爷，77岁，既往有脑卒中病史，存在轻度吞咽障碍。中午一边看电视一边进食还一边和别人说话，突然出现两眼瞪直、双手掐住脖子，很难受的样子。

26. 王爷爷发生了什么情况

    A. 心肌梗死   B. 气胸

    C. 脑出血   D. 窒息

    E. 噎呛

答案：E

解析：根据描述，王大爷在进食过程中发生，很可能是噎呛。

27. 发生重度噎呛,**不会**出现的是

    A. 口唇发绀   B. 胸闷

    C. 窒息感   D. 说话

    E. 呛咳

答案: D

解析: 发生重度噎呛的人是无法说话的。

28. 此时对王大爷进行救治,措施**不正确**的是

    A. 救治者站在老年人身后,双臂自腋下环抱老年人

    B. 救治者用手指或用勺子等清除口腔异物

    C. 救治者左手握拳,拇指关节突出处置于脐上两横指,右手重叠相握

    D. 救治者右手握拳,拇指关节突出处置于脐上两横指,左手重叠相握

    E. 救治者向后、向下快速地用力挤压,迫使其上腹部下陷

答案: E

解析: 护理人员右手(或左手)握拳,拇指关节突出处置于脐与剑突之间,左手(或右手)重叠相握,向后、向上快速地用力挤压,迫使其膈肌上抬。

(29~31题共用题干)

程婆婆,83岁,患糖尿病30年,有糖尿病视网膜病变,睡眠不好,经常失眠,服用药物助眠。既往有跌倒史。社区李护士进行家庭随访,对程婆婆及家属进行健康教育。

29. 李护士告诉程婆婆存在跌倒风险,其跌倒风险属于

    A. 低风险   B. 中风险

    C. 高风险   D. 极高风险

    E. 无风险

答案: C

解析: 存在以下情况之一:年龄≥80岁;6个月内有2次及以上跌倒经历;存在步态不稳、下肢关节和/或肌肉疼痛、视力障碍等;6h内使用过镇静镇痛、安眠药物都是属于高风险。

30. 李护士对程婆婆家室内设施进行评估,发现存在跌倒安全隐患的是

    A. 地板平坦防滑   B. 卫生间离卧室太远

    C. 家具简单不碍路   D. 卫生间有扶手

    E. 过道有声控灯,且灯光明亮

答案: B

解析：程婆婆视力不好且有失眠症,晚上有可能会经常上厕所。卫生间离卧室太远,服用药物助眠后,晚上上厕所存在较大跌倒隐患。

31. 李护士告诉程婆婆,如果不小心跌倒不要慌张,可进行自我处置与救助。下列方法**不妥**的是

    A. 不要立即起来,应先休息片刻

    B. 尽快找到支撑物

    C. 如果背先着地,先弯曲双腿,挪动臀部

    D. 如果背先着地,先翻转身体,跪在地上

    E. 尽早向他人求救

答案:D

解析:如果是背部先着地,先弯曲双腿,挪动臀部到放有毯子或垫子的椅子、床旁,平躺,尽早向其他人求助。

【A3/A4型题】

(32~35题共用题干)

李爷爷,83岁,患高血压25年,长期服用抗高血压药。3年前患出血性脑卒中,目前右侧偏瘫,出行需要借助辅助器械,生活基本自理。李爷爷的日常生活是每天上午出门散步,下午打麻将,晚上看电视。

32. 李爷爷**不适合**穿的鞋是

    A. 软底的鞋   B. 防滑的鞋

    C. 合脚的鞋   D. 鞋帮稍软的运动鞋

    E. 鞋帮稍硬的运动鞋

答案:D

解析:老年人应选择大小合适,底软、有弹性、防滑,鞋帮稍硬的运动鞋。

33. 李爷爷外出散步时,应该立即停止活动的情况是

    A. 有热感   B. 感到轻松

    C. 稍疲劳   D. 微汗

    E. 头晕

答案:E

解析:老年人活动时感到疲乏、头晕、胸闷气喘甚至有心绞痛、心律失常等,则说明活动强度过大,须立即停止活动。

34. 李爷爷体型高大,右腿肌力2~3级,能站立但不能行走,出行散步适宜借助的辅助器械是

A. 带座助行器　　　　　　　　B. 可折叠助行器
C. 手杖　　　　　　　　　　　D. 腋杖
E. 轮椅

答案：B

解析：带座助行器适用于能行走，但易疲劳的老年人；可折叠助行器适用于可站立但不能行走的老年人，能帮助训练老年人的行走能力，或者帮助不能行走的老年人站立；手杖适用于偏瘫或单侧下肢瘫痪的老年人；肘杖和腋杖适用于下肢无力或截瘫老人。

35. 如果李爷爷使用拐杖行走，下列方法**不妥**的是
　　A. 先向前移动患侧拐杖，迈健肢；再向前移动健侧拐杖，迈患肢
　　B. 反复进行
　　C. 向前移动患侧拐杖的同时迈健肢；移动健拐的同时迈患肢
　　D. 双拐同向前，先迈健肢，后迈患肢
　　E. 双拐同向前，先迈患肢，后迈健肢

答案：D

解析：四点法：先向前移动患侧拐杖，迈健肢；再向前移动健侧拐杖，迈患肢。三点法：双拐同向前，先迈患肢，后迈健肢。两点法：向前移动患侧拐杖的同时迈健肢；移动健侧拐杖的同时迈患肢；反复进行。

（二）简答题

1. 跌倒的八大风险因素有哪些？

解析：跌倒的八大风险因素：头晕、眩晕、视力障碍；肌力、平衡及步态异常；直立性低血压；大小便失禁、紧急频繁地排泄；使用高跌倒风险的药物（镇痛药、抗惊厥药、降压利尿药、催眠药、泻药、镇静剂和精神类药物）；有跌倒史；携带导管；认知功能受损。

2. 怎样使用跌倒风险临床判断法进行跌倒风险分级及评估？

解析：临床判断法将跌倒分为低风险、中风险和高风险。昏迷或完全瘫痪为低风险。存在以下情况之一：过去24h内曾有手术镇静史；使用2种及以上高跌倒风险药物为中风险。存在以下情况之一：年龄≥80岁；6个月内有2次及以上跌倒经历；存在步态不稳、下肢关节和／或肌肉疼痛、视力障碍等；6h内使用过镇静镇痛、安眠药物为高风险。

3. 老年人跌倒后不要急于扶起，现场处理的步骤有哪些？

解析：（1）确认伤情：①判断意识，意识不清者，立即抢救；呕吐者，将头偏向一

侧,清理口、鼻腔分泌物,保持呼吸道通畅,必要时行胸外心脏按压。意识清醒者,询问老年人跌倒情况及对跌倒过程是否有记忆。②检查是否有口角歪斜、言语不利、手脚无力等。③检查有无骨折,查看有无肢体疼痛、畸形、感觉异常及大小便失禁等,适当处置。

（2）有外伤、出血者,立即止血、包扎并进一步观察处理:如需搬运应保证平稳,尽量保持平卧姿势。如果老年人试图自行站起,可协助其缓慢起立,坐位或者卧位休息,确认无碍后方可放手,并继续观察。

4. 老年人容易因直立性低血压导致跌倒,如何预防?

解析:（1）体位转换时速度缓慢,避免弯腰后突然站起,减少弯腰动作及程度。

（2）卧位转为站位时,遵循"三部曲",即平躺 30s、坐起 30s、站立 30s,再行走。

（3）睡眠时抬高床头 10°～30°,以舒适为宜。

（4）淋浴时水温以 37～40℃为宜。

（5）有计划地进行有氧耐力训练,站立时可间歇踮脚尖或双下肢交替负重训练。

（6）协助下肢静脉曲张或静脉回流差的病人穿弹力袜、紧身裤或使用绷带等。

（7）一旦发生直立性低血压,或体位改变、外出行走时出现头晕、肢体无力等症状,应立即就近坐下或搀扶其平躺休息;指导陪同人员按摩四肢并立即呼救。

5. 对于多次跌倒的老年人,如何通过改变不良环境及改变生活方式预防再跌倒?

解析:（1）改变不良环境:合适的楼梯、阶梯宽度以及日用品放于易取放的位置;安装感应灯具,保持室内明亮;保持地面干燥、平坦、整洁;家具简洁、适用,沿墙摆放,边缘钝性。

（2）改变生活方式:衣着舒适、合身,穿防滑鞋;改变体位时动作宜慢;不要登高取物;保证良好的睡眠质量;避免睡前饮水过多导致夜间多次如厕,晚上床旁放置小便器;上下楼梯、如厕时使用扶手;避免在照护人员看不到的地方独自活动;避免去人多及路面湿滑的地方;走路时速度宜慢并避免携带重物;乘坐交通工具时,应等车辆停稳后再上下车;防治骨质疏松症,适当补充维生素 D 和钙剂。

（三）案例分析题

1. 李爷爷,85 岁,高血压 30 年,长期服用抗高血压药,定期监测血压。李爷爷某日早上起床小便,出现晕厥,持续 1min 左右好转。此症状李爷爷 1 个月前出现过一次。

请问:（1）李爷爷可能发生了什么情况?

（2）如何预防李爷爷晨起小便晕厥的现象?

（3）如果再次发生晨起小便晕厥,如何处理?

解析:(1)李爷爷可能出现了直立性低血压。

（2）预防晨起直立性低血压的措施:指导老年人体位转换时速度缓慢,避免弯腰后突然站起,减少弯腰动作及弯腰程度;指导老年人卧位转为站位时,遵循"三部曲",即平躺30s、坐起30s、站立30s,再行走。晨起小便最好坐在马桶上进行。

（3）一旦再次发生直立性低血压,或体位改变、外出行走时出现头晕、肢体无力等症状,应立即就近坐下或搀扶平躺休息;陪同人员按摩四肢并立即呼救。

2. 李婆婆,70岁。主诉:30多年前,在咳嗽、打喷嚏、奔跑时尿液就不自主溢出,去年症状加重。李婆婆顺产,育有两女,曾产钳助产。尿道压力测试:在膀胱充盈状态下,站立位随着咳嗽可见尿液漏出,咳嗽停止时仍有漏尿。

请问:(1)李婆婆尿失禁的危险因素有哪些?

（2）李婆婆是哪种类型的尿失禁?

（3）如何为李婆婆进行康复训练?

解析:(1)年龄、尿道老化及排尿方式。

（2）压力性尿失禁。

（3）康复功能训练包括膀胱功能训练和盆底肌肉训练。膀胱功能训练:鼓励老年人定时(每隔2~3h)有规律地排尿。盆底肌肉训练:先夹紧肛门与尿道口肌肉,夹紧5~10s,然后放松5~10s,就这样夹紧—放松,重复做10次,每天至少做3次,每次反复做25~30min。当方法正确时,阴道和肛门有上提的感觉。

（李姮瑛 杨 娜）

第五章 | 老年人的安全用药与护理

一、重点难点解析

本章重点为老年人常见的药物不良反应、原因及预防措施,老年人用药的基本原则,老年人用药情况的评估;难点为老年人药物代谢动力学、药物效应动力学的特点,老年人安全用药的指导。

(一)老年人药物代谢动力学特点

绝大多数口服药物(被动转运吸收的药物)吸收不变,主动转运吸收的药物吸收减少。由于老年人肝肾功能减退,使药物代谢能力减弱,排泄功能降低,半衰期延长,血药浓度增高。同时,老年人血浆蛋白含量明显低于年轻人,游离型药物浓度增加,药物中毒风险提高。

(二)老年人药物效应动力学特点

1. 药物的敏感性

(1)对中枢抑制药物的敏感性增高。

(2)对心血管系统药物的敏感性:老年人对强心苷类药物的正性肌力作用敏感性降低,降压药、利尿药、β受体阻断药、硝酸酯类、吩噻嗪类药物,易引起直立性低血压。

(3)对血液系统药物的敏感性:老年人对口服抗凝血药华法林和肝素敏感性增高。

(4)对肾上腺素的敏感性增加:小剂量的肾上腺素可使老年人肾血流量降低50%~60%,肾血管阻力增加2倍以上,易损害肾脏。

(5)对耳毒性药物的敏感性增加:易引起听力损害,甚至导致永久性耳聋。

(6)对β受体激动药及阻断药的敏感性均减弱。

2. 药物的耐受性

(1)多药合用耐受性明显下降。

(2)对胰岛素和葡萄糖耐受性降低:老年糖尿病病人应用胰岛素时易发生低血

糖,加之老年人大脑对低血糖的耐受能力较差,极易发生低血糖昏迷。

（3）对损害肝脏的药物耐受性降低。

（4）对激素类药物耐受性降低。

（5）对易引起缺氧的药物耐受性降低。

（6）对易引起电解质失衡的药物耐受性下降:老年人使用利尿剂,更易出现电解质紊乱。

（三）老年人常见药物不良反应

老年人常见药物不良反应有精神神经症状、直立性低血压、耳毒性、尿潴留、出血反应、变态反应、反向作用、药物中毒反应等,并易出现老年病五联征:精神异常、跌倒、大小便失禁、不思活动和生活能力丧失。极易导致误诊和漏诊,故应该给予特别关注。

（四）老年人药物不良反应发生率高的原因

1. 药物代谢动力学和药物效应动力学改变。

2. 多病共存与联合用药。

3. 迷信广告宣传,滥用药物。

4. 长时间用药或突然停药。

5. 长期用一种药。

6. 老年人用药依从性　常见过于依从和依从性差等两种情况。

（五）老年人药物不良反应的预防措施

1. 合理选用药物　在明确诊断的基础上,根据老年人生理特点,选择安全、有效、经济、疗效确切的药物。

2. 制定个体化给药方案　根据老年人的生理特点,各器官的功能状况,结合其所患疾病的种类、严重程度,制定个体化的用药方案。

3. 严格控制预防用药　掌握预防用药指征,切忌随意滥用药物。

4. 提高用药依从性。

5. 纠正用药误区　部分老年人凭借自己"久病成医"的经验,自行更改药物剂量和种类,这种做法对体质较差或多病共存的老年人尤为危险。部分老年人听信广告用药,迷信名、贵、新药或保健品等,这些都不恰当。

6. 控制不良嗜好和饮食　老年人用药期间应该严格控制对烟、酒、糖、茶的嗜好,保证药物疗效。医护人员应该严格按照相关药品说明书的饮食禁忌,对老年人的生活习惯以及饮食结构进行相应的调整,使药物发挥最好的疗效。

7. 心理干预。

（六）老年人安全用药的原则

1. 受益原则　受益原则首先要求老年人用药要有明确的适应证；其次，要求用药的受益/风险比值＞1，只有受益＞风险的情况下才可用药。虽有适应证，但用药的受益/风险比值＜1者不能用药。

2. 5种药物原则　5种药物原则是指老年人同时用药不宜超过5种。

3. 小剂量原则　即从小剂量开始，然后逐渐增量，以获得更大疗效和更小的不良反应为准则。

4. 择时原则　主要是根据疾病的发作、药物代谢动力学和药物效应动力学特点来确定最佳用药时间。

5. 暂停用药原则　老年人在用药期间，一旦出现新的症状或体征，包括躯体、认知或情感方面的症状，应考虑为药物的不良反应或者是病情进展。但两种情况的处理截然不同，前者应停药，后者则应加药。在不确定的情况下，停药受益明显高于加药受益。

6. 及时停药原则　老年人长期用药会增加不良反应的发生风险。在通常情况下，药物达到预期治疗目的时，应及时停药。

（七）老年人用药情况的评估

包括老年人用药史评估、老年人内脏功能评估、老年人服药能力评估、老年人心理－社会状况的评估。

（八）老年人临床用药指导

1. 老年住院病人用药安全隐患　包括护士方面、病人方面和其他因素。

2. 采取有效的临床用药安全管理措施

（1）强化护士的用药安全意识。

（2）加强药理知识学习。

（3）选择合理给药途径。

3. 加强老年病人药物依从性的管理

（1）提醒病人按时服药的对策：增强护士工作责任心，严把服药到口的每个环节。全面评估老年病人，针对个体差异采取相应措施：行动不便者，护士按时将药物送到床前，并照顾其服下；生活自理的予以提醒、指导。

（2）服用自带药物的对策：告知病人口服自带药物须征得主管医师同意，方可服用。

（3）漏服、重服药物的对策：向病人、家属和陪护人员说明其危险性，取得配合，减少服药安全隐患。

（4）特殊病人的用药管理：精神异常或不配合治疗的老年人，协助和督促其服药，并确定是否将药物服下；吞咽障碍与意识不清的老年人，鼻饲管给药；意识清醒但吞咽障碍的老年人，可将药物制作成糊状再服用；外用药物，外贴红色标签，注明不可口服，并告知家属。

4. 加强老年人用药的健康教育

（1）加强老年人用药的解释工作。

（2）鼓励老年人首选非药物治疗。

（3）指导老年人不随意购买及服用药物。

（4）加强家属的安全用药知识教育。

（九）老年人家庭用药指导

1. 老年人家庭用药的安全隐患

（1）盲目联合用药。

（2）服用方法不当。

（3）服药时间不正确。

（4）过分信任广告宣传。

（5）随意停用药物。

（6）追求贵药。

（7）认为保健药对身体无害。

2. 老年人家庭用药的选择

（1）选药要有针对性：购药之前，应仔细阅读药品说明书，或在执业药师指导下对症购买，以减少购药和用药的盲目性。如果病情复杂、严重，应到医院诊治，以免延误治疗。

（2）合理选用药物：选药时，应根据老年人病情、体质以及当时当地的条件选择效果好、毒副反应小、价廉、易得的药品。

（3）避免一次购买过多药物。

（4）注意配伍禁忌。

（5）慎用保健品。

3. 老年人家庭用药的注意事项

（1）掌握用药的剂量与剂型。

（2）掌握用药的最佳时间。

（3）注意药物之间的相互作用。

（4）防止老年人用药期间发生意外。

（5）加强老年人用药的人文关怀：对空巢、独居的老年人用药需加强社区护理干预。如家属或社区护理人员将老年人每天需要服用的药物按时放置在服药提醒器内，每小格标注清楚早、中、晚服药的时间，并将药品放置在安全、醒目、随手可得的位置，便于老年人服用。

（6）提醒老年人不能补服药物。

4. 老年人家庭用药的保管

（1）避免影响药物稳定性的因素：药品放于避光、干燥、密封、阴凉、安全处。有些特殊药品要求"冷藏"（温度 2～10℃）保存。

（2）常用药品分类保管存放。

（3）所有药品应保存原始外包装：对外包装或内备的说明书字体较小的，还应重新用老年人能看见的字体标明药品名称、规格、作用、用法、用量及注意事项、有效期等内容。

（4）定期检查药物的保质期：发现药物过期和变质的一律丢弃。

（十）老年人非处方药物的用药指导

1. 非处方药物使用误区

（1）听信广告。

（2）滥用"补药"。

（3）模仿用药。

（4）随意选用外用药。

2. 指导老年人正确使用非处方药

（1）指导老年人按说明书用药。

（2）查看药物的有效期：购买时最好是选择近期出厂的药品。

（3）注意识别伪劣药品：批准文号是药品生产合法的标志。例如，国药准字Z×××××× 号，其中"Z"是代表中药，"B"是保健品，"H"是化学药品，"S"是生物制品，"J"是进口药品等。没有批准文号的是伪劣药品，应避免购买和使用。

（4）注意服用剂量：根据老年病人的性别、年龄、体重等因素遵照说明书掌握用法、用量、次数、疗程。

（5）注意服用方法：服用时最好用温开水送服，胶囊剂、片剂一般是吞服，含片一般要求含化而不能吞服，以免降低疗效。

（6）注意服药时间：一般可分为空腹（指清晨空腹），睡前服（指睡前 15～20min），饭前服（指餐前 30～60min），饭后服（指饭后 15～30min）。

（7）尽量避免多药联用。

二、习题与解析

（一）选择题

【A1 型题】

1. 关于老年人药物代谢特点，描述**不正确**的是

    A. 药物代谢主要场所是肝   B. 老年人肝细胞、肝血流量减少

    C. 肝药酶活性增高   D. 药物血浆半衰期延长

    E. 老年人肝合成蛋白能力降低，结合型药物减少

答案：C

解析：老年人随着年龄的增加，功能性肝细胞减少、肝血流量减少、肝药酶活性下降。

2. 老年人肝血流量仅是青年人的

    A. $10\% \sim 20\%$ B. $20\% \sim 30\%$

    C. $30\% \sim 40\%$ D. $40\% \sim 50\%$

    E. $50\% \sim 60\%$

答案：D

解析：随着年龄的增加，老年人功能性肝细胞减少、肝血流量减少，肝血流量仅是青年人的 $40\% \sim 50\%$。

3. 关于老年人药效学改变的特点，**不正确**的是

    A. 对少数药物的敏感性降低，药物耐受性下降

    B. 用药依从性降低

    C. 对大多数药物的敏感性增高，药物作用增强

    D. 药效学特点无个体差异性

    E. 药物不良反应发生率增加

答案：D

解析：老年期药物效应动力学特点是个体差异增大。

4. 关于老年人药效学特点，**错误**的是

    A. 多药合用耐受性明显降低

    B. 对胰岛素和葡萄糖耐受性增加

    C. 对损害肝脏的药物耐受性降低

    D. 对易引起缺氧的药物耐受性降低

    E. 对易引起电解质失衡的药物耐受性降低

答案：B

解析：老年人对胰岛素和葡萄糖耐受性降低，老年糖尿病病人应用胰岛素时易发生低血糖。

5. 老年人应慎用氨基糖苷类抗生素，主要是因为老年人

    A. 胃酸分泌减少，影响药物的吸收

    B. 血浆蛋白浓度下降，使结合型药物减少，游离型药物增多

    C. 对耳毒性药物的敏感性增高

    D. 组织血液灌注量减少

    E. 肝功能下降，血药浓度增高

答案：C

解析：老年人对具有耳毒性的药物如氨基糖苷类抗生素、利尿药等敏感性增高，易引起听力损害，甚至导致永久性耳聋。

6. 老年病五联征**不包括**

    A. 精神异常   B. 跌倒

    C. 生活能力丧失   D. 大小便失禁

    E. 参与各种社会活动

答案：E

解析：老年病五联征包括：精神异常、跌倒、大小便失禁、不思活动和生活能力丧失。

7. 老年人药物不良反应发生率高的原因，下列描述**错误**的是

    A. 药物代谢动力学和药物效应动力学改变

    B. 服药依从性较好

    C. 迷信广告宣传，滥用药物

    D. 多病共存与联合用药

    E. 长时间用药或突然停药

答案：B

解析：老年人服药依从性差，有些疾病需长期服药，部分老年人做不到坚持服药，造成病情不稳定，甚至出现严重的并发症。

8. 下列关于预防老年人用药不良反应的措施**错误**的是

    A. 用药注意个体差异   B. 提高用药的依从性

    C. 新药、贵药疗效好   D. 控制预防用药

    E. 控制嗜好和饮食

答案：C

解析：部分老年人听信广告用药，迷信名、贵、新药或保健品等，这些都是不恰当的用药。

9. 老年人安全用药原则**不包括**

    A. 受益原则   B. 5 种药物原则

    C. 小剂量原则   D. 择时原则

    E. 加强药物护理原则

答案：E

解析：老年人安全用药原则有受益原则、5 种药物原则、小剂量原则、择时原则、暂停用药原则、及时停药原则。

10. 老年人在用药期间，一旦出现新的症状，有效的干预措施是

    A. 暂停用药   B. 减少药物剂量

    C. 增加药物剂量   D. 立即更换药物

    E. 继续观察病情变化

答案：A

解析：对于用药的老年人出现新的症状或体征，停药受益明显高于加药受益，故应暂停用药。

11. 对老年人服药能力评估**不包括**

    A. 评估老年人的理解能力、阅读能力、记忆能力、识别药物变质的能力

    B. 评估老年人的视力、听力、吞咽能力、口腔状态、双手功能

    C. 评估老年人服药后能否对可能出现的情况进行识别（作用与不良反应）

    D. 评估老年人是否有能力自己准备药物（从药袋或药瓶中取出药物、计算用量、开关瓶盖、辨认刻度）

    E. 评估老年人是否有购买药物的能力

答案：E

解析：购买药物的能力不属于服药能力的评估范畴。

12. 老年人用药情况评估**不包括**

    A. 用药史评估   B. 服药能力评估

    C. 内脏功能评估   D. 社会地位评估

    E. 心理 – 社会状况评估

答案：D

解析：老年人用药情况的评估包括：用药史评估、服药能力评估、内脏功能评

估、心理－社会状况评估。

13. 以下**不属于**有效的临床用药安全管理措施的是
    A. 强化护士的用药安全意识
    B. 及时收集新药说明，采取集中和分散学习相结合的方法，督促护士学习药理知识
    C. 患慢性病老年人，可选用口服给药
    D. 根据病人要求选择给药途径
    E. 通过静脉途径给药时，一定要考虑老年人心脏的功能状况，尽量减慢给药的滴速和减少输入液体的量

答案：D

解析：给药途径是根据病人病情的需要和身体状况进行选择，而不是根据病人的要求进行选择。

14. 老年人家庭用药的安全隐患**不包括**
    A. 应在医生指导下联合用药　　B. 过分信任广告宣传
    C. 随意停用药物　　　　　　　D. 追求贵药
    E. 服药时间不正确

答案：A

解析：家庭用药时，老年人为求疾病早愈，没有寻求医生的指导，存在一药多治、一病多药等盲目用药现象，发生药物不良反应的概率增加，所以应在医生指导下联合用药。

15. 指导老年人安全用药**错误**的是
    A. 掌握用药指征，避免盲目用药　　B. 根据肝、肾功能调整给药方案
    C. 遵从医嘱，提高用药的依从性　　D. 多吃保健药品，增强机体免疫力
    E. 根据病情，选择适宜的给药方法

答案：D

解析："是药三分毒"，保健药也是药，且疗效不确切，滥用会出现不良反应。

16. 以下**不属于**提醒病人按时服药的对策的是
    A. 病区每位护士应增强工作责任心
    B. 护士应做到主动对老年病人进行全面的评估，并针对老年病人的个体差异，采取相应提醒措施
    C. 临时用药后不用及时报告医师用药后的情况
    D. 按时将药物送到病人床前，并照顾其服下

E. 在三餐进食前后,由护士再巡视检查一遍,如有病人未服药,提醒其及时补上

答案:C

解析:在医生指导下临时用药后,应密切观察病情变化,及时报告医生。

17. 以下**不属于**家庭用药的注意事项的是

    A. 掌握用药的剂量与剂型   B. 掌握用药的最佳时间

    C. 防止老年人用药期间发生意外   D. 提醒老年人按时、按量正确服药

    E. "漏服、忘服"的药要及时补服

答案:E

解析:如果老年人漏服、忘服药物,不能将药物加在下一次共服以求弥补,这样会因"过量服药"而产生药物不良反应。

18. 老年人家庭用药的保管**不正确**的是

    A. 避免影响药物稳定性的因素

    B. 常用药品分类保管存放

    C. 定期检查药物的保质期

    D. 为方便老年人取药所有药品均不用保存原始外包装

    E. 特殊药品要求冷藏(温度 $2 \sim 10°C$)保存

答案:D

解析:所有药品应保存原始外包装,避免误服、重复服用及服用过期药品。

19. 加强老年人用药的健康教育,**错误**的是

    A. 加强老年人用药的解释工作

    B. 鼓励老年人首选非药物治疗措施

    C. 指导老年人不随意购买及服用药物

    D. 加强家属的安全用药知识教育

    E. 经常服用保健药品,增强机体免疫力

答案:E

解析:保健品疗效不确切,滥用保健药品,反而会扰乱人体的内平衡,造成新陈代谢紊乱。

20. 指导老年人使用非处方药,下列**错误**的是

    A. 指导老年人按说明书用药   B. 查看药物的有效期

    C. 注意识别伪劣药品   D. 注意服用方法、剂量和时间

    E. 多药联用效果更好

答案：E

解析：药物配伍不当，不但使疗效降低，还会增加药物的不良作用，故尽量避免多药联用。

21. 由于老年人特殊的药物代谢动力学特点，使用药物后可出现较高的血药浓度，60岁以上老年人用药剂量应为成年人剂量的

  A. 1/2   B. 1/3

  C. 1/4   D. 3/4

  E. 3/5

答案：D

解析：临床上对老年人用药多采用小剂量原则，即从小剂量开始，然后逐渐增量，以获得更大疗效和更小的不良反应为准则。60岁以上老年人用药剂量应为成年人剂量的3/4。

22. 老年人的常用药物最佳用药时间，**错误**的是

  A. 治疗非杓型高血压应在早、晚分别服用长效抗高血压药

  B. 治疗变异型心绞痛主张睡前用长效钙通道阻滞剂

  C. 格列本脲在饭前半小时用药

  D. 二甲双胍应在饭后用药

  E. 他汀类调节血脂药，早上服用

答案：E

解析：睡前服用他汀类药效果最佳，因为他汀类药的主要作用是降胆固醇、降低密度脂蛋白。午夜12点是胆固醇的合成高峰，在胆固醇合成高峰之前的2~3h服用他汀类药物能更有效地抑制胆固醇合成，把胆固醇降低到最低的水平。

23. 导致老年人服药依从性差的原因**不包括**

  A. 经济收入减少   B. 记忆力减退

  C. 担心药物的副作用   D. 嫌药物味道苦

  E. 家庭支持不够

答案：D

解析：导致老年人服药依从性差的原因与经济收入、老人记忆力减退、担心药物的副作用及家庭支持不够密切相关，与药物的味道无关。

24. 指导老年人正确使用非处方药，下列**错误**的是

  A. 按照疾病和疗程选药

  B. 若有疑问，自行解决，不用向医师或药师咨询

C. 仔细阅读药品说明书, 不擅自增减药量

D. 仔细查看药品的有效期

E. 慎用保健品, 选用国家统一标识的非处方药

答案: B

解析: 非处方药适用范围窄、应用安全、疗效确切、质量可靠、内容详尽、应用方便。但如有疑问, 必须咨询医师或药师, 在医师或药师的指导下用药。

25. 老年人服用抗高血压药、三环类抗抑郁药和利尿药时, 易发生

A. 直立性低血压   B. 药物中毒反应

C. 尿潴留   D. 变态反应

E. 精神神经症状

答案: A

解析: 老年人动脉粥样硬化明显, 血管运动中枢调节功能减弱, 当服用抗高血压药、三环类抗抑郁药和利尿药时, 易发生直立性低血压, 导致晕厥, 发生跌倒甚至死亡。

【A2 型题】

26. 张奶奶, 70 岁。患有糖尿病和高血压多年。本次因心绞痛入院, 入院时自带很多药物。护士对张奶奶自带药物的护理对策**不正确**的是

A. 开展口服用药健康知识教育

B. 告知病人口服自带药物时应及时告诉医师

C. 主管医师同意的情况下才可服用

D. 和平时一样服用自带药

E. 自带药妥善保存, 不可乱放, 以免误服

答案: D

解析: 入院自带药物, 只有在主管医师同意的情况下方可服用。

27. 孟爷爷, 74 岁, 多病缠身。老人现在用药有: 通便茶、醋酸泼尼松片、丙戊酸钠、阿司匹林肠溶片、多潘立酮、氟桂利嗪、胃立康, 共 7 种药物。他**违背**的用药原则是

A. 受益原则   B. 5 种药物原则

C. 小剂量原则   D. 择时原则

E. 暂停用药原则

答案: B

解析: 药物的不良反应与用药的种类呈正相关。5 种药物原则是指老年人同时

用药不宜超过 5 种。

28. 王奶奶,70 岁。老伴去世,现独居。女儿怕王奶奶一人在家生病后买药不方便,每次回家都去药店给王奶奶购买一些常用非处方药和补药备用。时间一长,王奶奶家中的抽屉里堆满药物,有的药标贴不知去向,有的药瓶盖丢失。护士指导王奶奶家庭用药保管**错误**的是

    A. 过期的药品要及时服用　　　　B. 常用药品分类保管存放

    C. 所有药品应保存原始外包装　　D. 定期检查药物的保质期

    E. 定期整理药柜

答案:A

解析:所有过期的药品都属于"劣药",服用后会产生一系列不良反应,甚至危及生命,要及时清除。

29. 李爷爷,65 岁,高血压半年,护士指导李爷爷正确用药的方法是

    A. 从小剂量开始　　　　　　　　B. 血压正常后一周可停药

    C. 每天睡前服用　　　　　　　　D. 一周测血压一次

    E. 最好短期血压降至正常

答案:A

解析:由于老年人特殊的药物代谢动力学特点,使用药物后可出现较高的血药浓度。因此老年人用药应从小剂量开始,然后缓慢增量,以获得更大疗效和更小不良反应。

30. 胡爷爷,65 岁,近一周出现多食、多饮、多尿;空腹血糖 10mmol/L,餐后 2h 血糖 16mmol/L,诊断为糖尿病。护士对病人用药心理 – 社会状况评估**错误**的是

    A. 了解老年人的文化程度、家庭经济状况

    B. 是否准确识别用药后出现的不良反应

    C. 对药物有无依赖、期望或持怀疑、反感、恐惧等态度

    D. 是否因经济困难而自行节省药物用量或减量服用

    E. 对医护人员的信任度及对治疗和护理方案的依从性等

答案:B

解析:识别用药后出现的不良反应不属于病人用药心理 – 社会状况评估的范畴。

(二)简答题

1. 引起老年人药物不良反应的常见原因有哪些?

解析:(1)药物代谢动力学和药物效应动力学改变。

(2)多病共存与联合用药。

（3）迷信广告宣传,滥用药物。

（4）长时间用药或突然停药。

（5）长期用一种药。

（6）老年人用药依从性的情况:包括过于依从和依从性差。

2. 如何加强特殊病人服药依从性的管理?

解析:精神异常或不配合治疗的老年人,协助和督促其服药,并确定是否将药物服下;吞咽障碍与意识不清的老年人,鼻饲管给药;意识清醒但吞咽障碍的老年人,可将药物制作成糊状再服用;外用药物,外贴红色标签,注明不可口服,并告知家属。

3. 如何加强老年人用药的健康教育?

解析:（1）加强老年人用药的解释工作。

（2）鼓励老年人首选非药物治疗。

（3）指导老年人不随意购买及服用药物。

（4）加强家属的安全用药知识教育。

4. 老年人安全用药的原则有哪些?

解析:（1）受益原则:受益原则首先要求老年人用药要有明确的适应证;其次,要求用药的受益 / 风险比值 >1,只有受益 > 风险的情况下才可用药。虽有适应证,但用药的受益 / 风险比值 <1 者不能用药。

（2）5 种药物原则:5 种药物原则是指老年人同时用药不宜超过 5 种。

（3）小剂量原则:即从小剂量开始,然后逐渐增量,以获得更大疗效和更小的不良反应为准则。

（4）择时原则:主要是根据疾病的发作、药物代谢动力学和药物效应动力学特点来确定最佳用药时间。

（5）暂停用药原则:老年人在用药期间,一旦出现新的症状或体征,应考虑为药物的不良反应或者是病情进展。在不确定的情况下,停药受益明显高于加药受益。

（6）及时停药原则:老年人长期用药会增加不良反应的发生风险。在通常情况下,药物达到预期治疗目的时,应及时停药。

5. 老年人非处方药物使用误区有哪些?

解析:（1）听信广告:老年人容易听信药品广告自行购买药品,不遵从医嘱,会干扰医生的诊断、治疗。

（2）滥用"补药":很多人把中药里的人参、灵芝、黄芪等中药饮片及其制剂以及西药的维生素当作补药,长期食用的情况非常普遍。这种无病用药不但会引起药物不良反应,而且造成了整个社会药品资源的浪费。

（3）模仿用药：在部分文化素质局限、医药学知识缺乏的老年人群中时有发生。此类老年人不去医院诊断，感觉症状与他人相似便盲目跟风用药。

（4）随意选用外用药：部分老年人认为外用药不会造成药物不良反应，可以随意用，却不知有些外用药对皮肤有刺激性，如长期使用含有激素的药物会导致激素依赖性皮炎。

（三）案例分析题

1. 周爷爷，76岁。高血压数年，长期服用硝苯地平降压，一周前因听信他人说长期服药对身体不利而停服硝苯地平。今早如厕时因突然晕厥入院就诊，诊断为脑出血住院治疗。

请问：（1）周爷爷家庭用药存在哪些安全隐患？

（2）老年人家庭用药的注意事项有哪些？

解析：（1）随意停用药物。周爷爷听信他人，认为长期服用药物会产生耐药性，当感觉疾病好转时即自行停药。

（2）老年人家庭用药的注意事项：①掌握用药的剂量与剂型。老年人用药应遵从用药原则，从最小剂量开始。②掌握用药的最佳时间。向老年人及家属解释清楚，按照人体的昼夜节律变化服用药物，能更好地发挥药物的疗效，减少药物不良反应。③注意药物之间的相互作用。指导老年人注意各药物之间的相互作用，避免药物之间的协同作用或拮抗作用对疗效的干扰及对机体造成的损伤。尤其中西药同用时，应在医师或药师指导下酌情使用。④防止老年人用药期间发生意外。⑤加强老年人用药的人文关怀。对空巢、独居的老年人用药需加强社区护理干预。如家属或社区护理人员将老年人每天需要服用的药物按时放置在服药提醒器内，每小格标注清楚早、中、晚服药的时间，并将药品放置在安全、醒目、随手可得的位置，便于老年人服用。⑥提醒老年人不能补服药物。如果老年人漏服、忘服药物，不能将药物加在下一次共服以求弥补，这样会因"过量服药"而产生药物不良反应。

2. 李奶奶，70岁，几天前，出现胃部不适，返酸，嗳气。自行去药店购买奥美拉唑肠溶片。每天饭后30min服用，目前上述症状尚未缓解。今日来社区门诊进行咨询。

请问：如何指导老年人正确使用非处方药？

解析：（1）指导老年人按说明书用药：在购买非处方药时，要详细阅读说明书，了解药物的通用名称，主要成分，规格、作用、适应证、用法、用量、不良反应、注意事项和禁忌证。"禁用"指药物使用后，一定会产生药物不良反应；"忌用"指使用后，很可能发生药物不良反应；"慎用"是指可以使用，但需密切注意有无药物不良反应，一旦出现应立即停用。

（2）查看药物的有效期：购买时最好是选择近期出厂的药品。

（3）注意识别伪劣药品：批准文号是药品生产合法的标志，例如，国药准字Z××××××号，其中"Z"是代表中药，"B"是保健品，"H"是化学药品，"S"是生物制品，"J"是进口药品等。没有批准文号的是伪劣药品，应避免购买和使用。

（4）注意服用剂量：根据老年病人的性别、年龄、体重等因素遵照说明书掌握用法、用量、次数、疗程。

（5）注意服用方法：服用时最好用温开水送服，胶囊剂、片剂一般是吞服，含片一般要求含化而不能吞服，以免降低疗效。

（6）注意服药时间：一般可分为空腹（指清晨空腹），睡前服（指睡前 15～20min），饭前服（指餐前 30～60min），饭后服（指饭后 15～30min）。

（7）尽量避免多药联用：药物配伍不当，不但使疗效降低，还会增加药物的不良反应。

（刘军英）

第六章 | 老年人常见心理问题与精神障碍的护理

一、重点难点解析

本章学习重点为维护与促进老年人心理健康的原则和措施；老年人心理健康的标准；老年人离退休综合征、空巢综合征、老年期抑郁症的护理措施；阿尔茨海默病的安全护理。学习难点为老年期抑郁症的护理措施；阿尔茨海默病的安全护理。

（一）维护与促进老年人心理健康的原则和措施

1. 维护与促进老年人心理健康的原则

（1）适应原则：心理健康强调人与环境的和谐一致。人与环境能否达到动态平衡，不仅依靠个体对环境的被动顺应、妥协，更主要的是个体积极、主动、能动地适应并改造环境。

（2）整体原则：人是一个身心统一的整体，身心相互影响。因此，老年人应通过积极的体育锻炼、卫生保健和培养健康的生活方式来增强体质和生理功能，促进心理健康。

（3）系统原则：人是一个开放系统，受到所处自然环境和社会环境的影响。要维护人的心理健康，需关注家庭、群体、社区、社会对机体的影响。

（4）发展原则：人的心理健康状况是一个动态发展的过程，应充分考虑到人的心理状况在不同年龄阶段、不同时期、不同身体状况、不同环境中的可变性和可塑性。

2. 维护与促进老年人心理健康的措施

（1）帮助老年人正确认识生、老、病、死：①树立正确的衰老观；②树立正确的疾病观；③树立正确的生死观。

（2）帮助老年人树立老有所为、老有所乐的观念：①帮助老年人正确看待离退休问题，树立老有所为的观念。②帮助老年人保持乐观、豁达的心态，实现老有所乐。

（3）指导老年人老有所学：研究表明，对老年人的视、听、嗅、味等的感觉器官进行适当的刺激，可增进其感知觉功能，提高记忆力、想象力、思维力等认知能力。老年人仍然需要学习，科学用脑，丰富精神生活，延缓大脑衰老。

（4）指导老年人建立良好的家庭关系：家庭是老年人生活的主要场所，老年人的心理状态与家庭关系、家庭氛围息息相关。

（5）指导老年人在日常生活中进行心理保健：①培养广泛的兴趣爱好；②培养良好的生活习惯；③坚持适量运动。

（6）建立良好的社会支持系统：①树立尊老、敬老的社会风尚；②维护老年人的合法权益；③发展老年人服务事业。

（二）老年人心理健康的标准

1. 智力正常　智力正常是人正常生活所应具备的最基本的心理条件，是心理健康的首要标准。老年人智力正常主要体现在：感知觉正常，判断事物不常发生错觉；不总是要人提醒该记住的重要事情；思路清晰，回答问题时条理清楚明了；想象力丰富，不拘于现有的框框；具有一定的学习能力，不断适应新的生活方式。

2. 情绪健康　情感反应适度，能适当地表达和控制自己的情绪，积极的情绪多于消极的情绪。乐观开朗，知足常乐，随遇而安。

3. 意志坚强　办事有始有终，不轻易冲动。能经受得起各种意外的精神打击，面对精神刺激或压力有较强的承受能力。

4. 关系融洽　能与周围的大多数人保持人际关系和谐。既有稳定而广泛的人际关系，又有知己的朋友。乐于帮助他人，也乐于接受他人的帮助。能与家人保持情感上的融洽，有充分的安全感。

5. 适应环境　老年人退休在家，有着较多的空闲时间，常常产生抑郁或焦虑情绪。如能以积极处世的态度与外界环境保持接触，既可以对社会现状有较清晰正确的认识，又可以丰富自己的精神生活，及时调整自己的行为，以便更好地适应环境。

6. 人格健全　人格中的能力、兴趣、需要、性格、气质等人格心理特征和人格倾向性和谐而统一。充分地了解自己，能够客观分析自己的能力，并作出恰如其分的判断，有限度地发挥自己的才能与兴趣爱好，体验成功感和满足感。另外，个人的基本需要应得到一定程度的满足，当个人的需求能够得到满足时，就会产生愉快感和幸福感。

7. 行为正常　能坚持正常地生活、学习、工作，一切行为与多数同龄人相一致，并符合自己的身份和角色。

对于老年人心理健康的标准，我们要从动态的、发展的角度进行分析，切忌由于某项标准的轻微或短暂不符就断定老年人心理不健康，进而带来负面影响。

（三）老年人离退休综合征、空巢综合征的护理措施

1. 正视离退休和空巢，提前做好计划和心理准备　只有积极正视，才能有效防

止离退休和空巢带来的不良影响，产生安全感，泰然处之，较快适应新的生活方式和生活环境。

2. 引导老年人调整心态，顺应规律　积极应对离退休和空巢。衰老是不以人的意志为转移的客观规律，离退休也是不可避免的。这既是老年人应有的权利，也是国家赋予老年人安度晚年的一项社会保障制度，要将离退休生活视为另一种绚丽人生的开始，重新安排自己的工作、学习和生活。老年人应把子女长大离家看作自己抚养的成就，把独自生活当作自己锻炼社会适应能力的机会，从而战胜空巢综合征。

3. 子女要多关心父母　子女要充分认识到老年人在生理和心理上可能遇到的问题，做到心中有数，有的放矢地为父母做一些实事，经常与父母通过各种方式进行情感和思想的交流，创造条件常回家看看，给老年人精神上的慰藉。

4. 政府部门重视并采取有效措施　建设老年服务中心和老年护理中心等养老设施，向老年人提供稳定、规范化的服务。在社区设立专业的老年人心理咨询场所和服务热线，普及老年人心理学知识，及时缓解老年人的心理压力。开展有利于老年人参与的社会活动，改变老年人孤立生活的环境。改善老年人居住环境，充分考虑老年人的特殊需求。各级政府和有关部门应互相配合，齐心协力做好老年人养老保险、退休金、医疗保障、老年文化活动等合法权益的维护工作。

5. 必要的心理和药物治疗　老年人出现身体不适、心情不佳、情绪低落时，应该主动寻求帮助，切忌讳疾忌医。对于患有严重的焦虑不安和失眠的老年人，可在医生指导下进行心理治疗，并适当给予药物治疗。

（四）老年期抑郁症的护理措施

1. 一般护理

（1）保持合理的休息和睡眠：生活要有规律，鼓励病人白天参加娱乐活动和适当的体育锻炼，睡前避免看过于刺激的电视节目或会客。为病人创造舒适的入睡环境，确保病人有充足的睡眠。

（2）饮食护理：给予营养丰富、易消化、清淡的饮食，多食新鲜蔬菜、水果，少吃油腻、淀粉类食物。

2. 严防自杀　自杀观念与行为是抑郁症最严重的危险症状。病人往往事先计划周密，行动隐蔽，并不惜采取各种手段与途径以达到自杀目的。

（1）识别自杀动向：首先应与病人建立良好的人际关系，在与病人的接触中，应能识别自杀动向，如在近期曾有过自我伤害或自杀未遂行为；或焦虑不安、失眠、沉默少语或抑郁的情绪突然"好转"，在危险处徘徊，拒餐，卧床不起等，此时应给予心理上的支持。

（2）环境布置：病人住处应光线明亮，空气流通，整洁舒适。墙壁以明快色彩为主，室内摆放适量鲜花，以利调动病人积极良好的情绪，焕发其对生活的热爱。

（3）专人守护：对有强烈自杀企图者，要专人24h看护，不离视线，必要时经解释后予以约束，以防意外。

（4）工具及药物管理：凡能成为自杀、自伤的工具都要管理好。妥善保管好药物，以免病人一次大量吞服。

3. 用药护理　本病用药时间长，常有药物不良反应，病人往往对治疗信心不足或不愿服药。要耐心说服病人严格遵医嘱服药，不可随意增减药物，更不可中途停药。

目前临床上常用的抗抑郁药有：①三环类和四环类抗抑郁药，如多塞平、阿米替林等。不良反应有口干、便秘、视物模糊、直立性低血压、嗜睡、皮疹等，老年病人不将其作为首选。②选择性5-羟色胺重摄取抑制剂（SSRI），如氟西汀、帕罗西汀、舍曲林等。不良反应轻微，有头痛、畏食、恶心等，多发生在服药初期，之后可消失，不影响治疗。

4. 心理护理

（1）阻断负向的思考：老年抑郁症病人常会不自觉地对自己或事情保持负向看法，护理人员应首先协助病人确认这些负向看法，并逐渐加以取代和减少；其次可以帮助病人回顾其优点、长处、成就，增加正向看法。

（2）鼓励表达：在接触语言反应较少的病人时应耐心地通过缓慢的语言以及非语言的方式，逐渐引导病人注意外界，同时利用沟通技巧，协助病人表达其看法。

（3）学习新的应对技巧：为老年抑郁症病人创造接触外界的机会。协助病人改善处理问题及人际互动的方式，增强其社会交往的技巧，并教会病人亲友识别和鼓励病人的适应性行为，忽视不适应行为，以改变病人的应对方式。

5. 健康教育

（1）回归社会：教育老年抑郁症病人不脱离社会，培养兴趣，合理安排生活，多与社会保持联系，积极参加力所能及的活动。

（2）亲情慰藉：鼓励子女与老年人同住，子女对老年病人不仅要在生活上给予照顾，同时要在精神上给予关心。

（3）社会支持：社区和老年护理机构等要创造条件，让老年病人互相交往和参加一些集体活动，针对老年抑郁症的预防和促进心理健康等开展讲座，进行心理健康教育和心理指导。

（五）阿尔茨海默病的安全护理

1. 提供相对安全固定的生活环境　尽可能避免搬家，家里的摆设尽量简洁，少放镜子,以防病人打破,发生意外。家里尽量摆放一些老年人熟悉的老物件、老照片等,增加老年人的安全感。

2. 佩戴标志　病人外出最好有人陪伴或佩戴写有病人姓名、家庭地址、联系方式的身份识别卡。

3. 防止意外发生　病人常发生跌倒、走失、烧伤、煤气中毒、烫伤、误服等意外。照顾者应注意防止这些意外事件的发生。

二、习题与解析

（一）选择题

【A1 型题】

1. 老年人对某些历史年代、门牌号码等缺乏意义联系材料的记忆能力下降,此种记忆称为

  A. 逻辑记忆　　　　　　　　B. 机械记忆

  C. 近事记忆　　　　　　　　D. 初级记忆

  E. 次级记忆

答案:B

解析:老年人对某些历史年代、门牌号码等缺乏意义联系材料的记忆能力下降,此种记忆为机械记忆,也就是所谓的死记硬背。

2. 以下有关老年人智力特点的描述,**错误**的是

  A. 词汇和理解力随增龄而逐渐减退

  B. 近事记忆力及注意力逐渐减退

  C. 词汇理解能力不随增龄而逐渐减退

  D. 晶体智力并不随增龄而逐渐减退

  E. 思维的敏捷度随增龄而逐渐减退

答案:A

解析:常识、词汇和理解力属于晶体智力,主要是后天获得的,与知识、文化及经验的积累有关。而成年后晶体智力并不随增龄而减退,有的反而会有所提高。老年人的晶体智力相对稳定。

3. 以下有关维护与促进老年人心理健康的原则,**错误**的是

  A. 适应原则　　　　　　　　B. 整体原则

  C. 系统原则　　　　　　　　D. 发展原则

  E. 危害性原则

答案：E

解析：维护与促进老年人心理健康的原则有适应原则、整体原则、系统原则、发展原则。

4. 老年良性记忆减退与阿尔茨海默病最主要的区别是后者为

    A. 记忆障碍程度轻　　　　　　B. 社会功能减退不明显

    C. 非进行性发展　　　　　　　D. 疾病进行性发展

    E. 智能减退不明显

答案：D

解析：老年良性记忆减退表现为记忆障碍程度轻，非进行性发展。阿尔茨海默病呈进行性发展。

5. 阿尔茨海默病病人早期的首发症状为

    A. 敏感多疑　　　　　　　　　B. 记忆减退

    C. 抑郁　　　　　　　　　　　D. 行为改变

    E. 注意力不集中

答案：B

解析：阿尔茨海默病病人早期的首发症状为记忆减退，尤其是近期记忆减退明显，不能学习和保留新信息。

6. 以下**不属于**老年期焦虑症中急性焦虑表现的是

    A. 发病持续时间短，为 5～20min

    B. 发病时间持续数日

    C. 突然发病，精神紧张、心慌意乱

    D. 心前区不适，胸闷，有濒死感

    E. 口干、心悸、多汗、睡眠差

答案：B

解析：急性焦虑主要表现为急性惊恐发作。发作时突然感到不明原因的惊慌伴失控感或濒死感、紧张不安、心烦意乱、坐卧不宁等。一般持续 5～20min，往往不超过 1h 即可自行缓解，病人意识清醒，事后能够回忆。

7. 离退休综合征属于

    A. 适应性障碍　　　　　　　　B. 文化休克

    C. 压力源　　　　　　　　　　D. 自理缺陷

    E. 病理改变

答案：A

解析：离退休综合征是指老年人由于离退休后不能适应新的社会角色、生活环境和生活方式的变化而出现的焦虑、抑郁、悲哀、恐惧等一组消极情绪，或因此产生偏离常态行为的一种适应性的心理障碍。

8. "空巢家庭" 的含义是

　　A. 无子女共处，只剩老年人独自生活的家庭

　　B. 分居老人组成的家庭

　　C. 夫妻一方过世，只剩一人独自生活的家庭

　　D. 无父母，只剩子女单独生活的家庭

　　E. 无子女共处，只有一个老人独自生活的家庭

答案：A

解析："空巢" 是指无子女或子女成人后相继离开家庭，形成中老年人单独居住的状况。

9. 老年人的人格适应模式的类型**不包括**

　　A. 整合良好型　　　　　　　　B. 防御型

　　C. 被动依赖型　　　　　　　　D. 整合不良型

　　E. 退缩型

答案：E

解析：美国心理学家把老年人的人格适应模式分为四种类型：整合良好型、防御型、被动依赖型、整合不良型。

10. 老年人心理健康的标准**不包括**

　　A. 情绪健康　　　　　　　　　B. 智力正常

　　C. 抵抗压力　　　　　　　　　D. 适应环境

　　E. 行为正常

答案：C

解析：老年人心理健康的标准可概括为智力正常、情绪健康、意志坚强、关系融洽、适应环境、人格健全、行为正常。不包括抵抗压力。

11. 影响老年人心理变化的因素**不包括**

　　A. 各种生理功能减退

　　B. 社会地位的变化

　　C. 家庭人际关系和经济状况的改变

　　D. 丧偶、疾病

　　E. 性别

答案: E

解析: 影响老年人心理变化的因素包括: 各种生理功能减退、社会地位的变化、家庭人际关系和经济状况的改变、丧偶、疾病, 不包括性别。

12. 人是一个开放系统, 受到所处自然环境和社会环境的影响, 这符合

    A. 适应原则   B. 整体原则

    C. 系统原则   D. 发展原则

    E. 平衡原则

答案: C

解析: 人是一个开放系统, 受到所处自然环境和社会环境的影响。要维护人的心理健康, 需关注家庭、群体、社区、社会对机体的影响。

13. 老年人心理健康的标准中, 属于首要标准的是

    A. 情绪健康   B. 智力正常

    C. 意志坚强   D. 关系融洽

    E. 适应环境

答案: B

解析: 智力正常是人正常生活所应具备的最基本的心理条件, 是心理健康的首要标准。

14. 对衰老完全否认, 为保持自己的外观、体型, 致力于饮食、保养、身体的锻炼, 这种老年人的人格适应模式为

    A. 整合良好型   B. 坚持型

    C. 收缩型   D. 被动依赖型

    E. 整合不良型

答案: C

解析: 老年人人格适应模式中"防御型"中的"收缩型"表现: 对衰老完全否认, 为保持自己的外观、体型, 致力于饮食、保养、身体的锻炼。

15. **不符合**老年人记忆特点的是

    A. 有意记忆为主   B. 无意记忆为辅

    C. 再认能力尚好   D. 回忆能力较差

    E. 机械记忆能力如年轻人

答案: E

解析: 老年人的记忆特点为有意记忆为主, 无意记忆为辅; 近事容易遗忘, 远事记忆尚好; 再认能力尚好, 回忆能力较差; 机械记忆能力下降。

16. 引起老年人空巢综合征的原因**不包括**

    A. 希望自己有更多的自由空间而选择与子女分居

    B. 自身不愿意离开熟悉的环境，从而选择与子女分开生活

    C. 因子女赡养老年人的观念淡薄，不愿与老年人住在一起

    D. 子女外出打工、经商、出国等人口流动增多

    E. 老年人对子女情感依赖性弱

答案：E

解析：引起老年人空巢综合征的原因：希望自己有更多的自由空间而选择与子女分居；自身不愿意离开熟悉的环境，从而选择与子女分开生活；因子女赡养老年人的观念淡薄，不愿与老年人住在一起；子女外出打工、经商、出国等人口流动增多等。不包括老年人对子女情感依赖性弱。

17. 空巢综合征的表现**不包括**

    A. 精神空虚   B. 消沉抑郁

    C. 孤独、悲观   D. 失眠

    E. 与子女相处不融洽

答案：E

解析：空巢综合征的表现为：精神空虚、消沉抑郁、孤独、悲观、失眠、心慌气短、疼痛泛化等。不包括与子女相处不融洽。

18. 离退休综合征**不常**发生于

    A. 突然离退休下来

    B. 平素工作繁忙

    C. 事业心强

    D. 离退休前就有广泛爱好

    E. 离退休前职务较高的领导干部

答案：D

解析：离退休前就有广泛爱好的老年人，工作重担卸下后，他们反而可以充分享受兴趣爱好所带来的生活乐趣，自然不易出现心理异常。

19. 人是身心统一的整体，身心相互影响，这符合

    A. 适应原则   B. 系统原则

    C. 整体原则   D. 发展原则

    E. 平衡原则

答案：C

解析：人是一个身心统一的整体，身心相互影响。因此，老年人应通过积极的体育锻炼、卫生保健和培养健康的生活方式来增强体质和生理功能，促进心理健康。

20. 关于阿尔茨海默病，**错误**的说法是

  A. 全面性智能减退   B. 记忆力减退

  C. 计算力减退   D. 定向力障碍

  E. 轻度意识障碍

答案：E

解析：阿尔茨海默病病人表现为全面性智能减退、记忆力减退、计算力减退、定向力障碍等。没有表现为轻度意识障碍。

21. 阿尔茨海默病病人正确的护理措施是

  A. 培养病人的日常生活能力

  B. 尽量减少病人参加社会活动

  C. 不要摆放一些老年人熟悉的老物件、老照片，以免睹物思人

  D. 护理照顾遇到困难时，可以反复采取规劝的态度

  E. 矫正不良行为

答案：A

解析：阿尔茨海默病病人的护理措施：培养病人的日常生活能力；鼓励病人参加社会活动；可以摆放一些老年人熟悉的老物件、老照片，增加老年人的安全感；护理照顾遇到困难时，不能反复采取规劝的态度；阿尔茨海默病病人会有人格进一步的改变，如言语粗俗，无故打骂家人，缺乏羞耻感和伦理感，矫正不良行为是无效的。所以选项中只有培养病人的日常生活能力是正确的。

22. **不属于**维护与促进老年人心理健康原则的是

  A. 适应原则   B. 整体原则

  C. 系统原则   D. 组织原则

  E. 发展原则

答案：D

解析：维护与促进老年人心理健康的原则：适应原则、整体原则、系统原则、发展原则。

【A2 型题】

23. 吕奶奶，女，79 岁，患阿尔茨海默病，记忆力下降近 10 年。近年来逐渐回忆不起以往的生活经历，夜间定向障碍，行为紊乱。对该病人的护理**不妥**的是

  A. 加强生活照顾与护理

B. 为防止病人走失,决不允许出门

C. 训练自我照顾能力

D. 帮助病人进行记忆训练

E. 生活用品放置在固定的地方,有明确的标志

答案:B

解析:对吕奶奶的护理措施:加强生活照顾与护理;训练自我照顾能力;帮助病人进行记忆训练;生活用品放置在固定的地方,有明确的标志等。但不能为了防止走失,就不允许其出门。病人外出时要有人陪伴或佩戴写有病人姓名、家庭地址、联系方式的身份识别卡。

24. 刘爷爷,78 岁,最近家人发现其记忆力明显下降,常忘记刚说过的话、做过的事和存放的东西。性格也变得古怪,对人缺乏热情,以自我为中心、固执、多疑,甚至与小孙子争抢东西。应警惕老人患有

A. 老年期焦虑症   B. 空巢综合征

C. 老年期抑郁症   D. 阿尔茨海默病

E. 老年期谵妄

答案:D

解析:刘爷爷的记忆力下降,性格变得古怪、多疑、自私等临床表现均属于阿尔茨海默病的临床表现。

25. 陈奶奶,70 岁。丧偶 2 年,独居,不爱出门,不愿与人交往,沉默寡言,对外界事物无动于衷,有时偷偷流泪,睡眠质量差,靠药物维持睡眠。陈奶奶可能的诊断是

A. 老年期焦虑症   B. 空巢综合征

C. 老年期抑郁症   D. 老年期痴呆

E. 老年期自闭症

答案:C

解析:由于陈奶奶丧偶 2 年,独居,不爱出门,不愿与人交往,沉默寡言,有时偷偷流泪,睡眠质量差,可能的诊断是老年期抑郁症。

26. 李爷爷,75 岁。最近一段时间,近期记忆力下降明显,主动性减少。用于评价该老年人认知功能的量表是

A. 老年人抑郁量表(GDS)

B. 汉密尔顿焦虑量表(HAMA)

C. 简易智力状态检查量表(MMSE)

D. 抑郁自评量表（CES-D）

E. 焦虑自评量表（SAS）

答案：C

解析：评价该老年人认知功能的常用量表是简易精神状态检查量表（MMSE）。

27. 赵大爷，60岁。退休在家，整日无所事事，别人不再叫他某某领导，感觉很不适应。赵大爷的心理矛盾是

A. 角色转变与社会适应的矛盾

B. 老有所为与身心衰老的矛盾

C. 老有所养与经济保障不充分的矛盾

D. 安度晚年与意外刺激的矛盾

E. 老有所学与记忆减退的矛盾

答案：A

解析：赵大爷退休在家，感觉很不适应，是离退休综合征的表现，存在角色转变与社会适应的矛盾。

28. 秦大伯，62岁。退休后被某单位返聘为某部门主任，近日因某项重点工作，压力很大，担心工作做不好，出现难以入睡、易醒的睡眠问题。秦大伯目前主要的心理问题是

A. 焦虑   B. 恐惧

C. 抑郁   D. 自卑

E. 悲观

答案：A

解析：秦大伯，近日因某一项重点工作，压力很大，担心工作做不好，出现难以入睡、易醒的睡眠问题。这些都是焦虑的表现。

29. 王大妈，64岁。担任村内老年人秧鼓队的组织工作。近日为迎接文艺汇演，压力很大，担心工作做不好，出现难以入睡、易醒的睡眠问题。为了评估其心理问题，应采用的测量工具是

A. 老年人日常生活能力量表   B. 老年抑郁量表

C. 焦虑状态特质问卷   D. 简易智力状态检查量表

E. 老年人痴呆量表

答案：C

解析：王大妈，近日为迎接文艺汇演，压力很大，担心工作做不好，出现难以入睡、易醒的睡眠问题，这些都是焦虑的表现。应采用焦虑状态特质问卷进行评估。

【A3/A4 型题】

（30～31 题共用题干）

马教授,65 岁。退休后出现坐卧不安,性格变化明显,出现易急躁和发脾气;对任何事都不满或不快;多疑,当听到他人议论工作时,常常烦躁不安,猜疑他人有意刺激自己。

30. 马教授的行为表现属于

    A. 离退休综合征   B. 脑衰弱综合征

    C. 空巢综合征   D. 整体护理

    E. 疑病症

答案: A

解析:马教授,退休后出现了一系列不适应的症状,属于离退休综合征的表现。

31. 下列护理措施中**不适合**马教授的是

    A. 正视离退休,提前做好计划和心理准备

    B. 引导老年人调整心态

    C. 子女要多关心父母

    D. 开展有利于老年人参与的社会活动

    E. 选择清静的环境独居

答案: E

解析:针对马教授离退休综合征的护理措施:正视离退休,提前做好计划和心理准备;引导老年人调整心态;子女要多关心父母;开展有利于老年人参与的社会活动,改变老年人独自生活的环境。不可以为马教授选择清静的环境独居。

（二）简答题

1. 老年人的人格适应模式有哪些类型?

解析:老年人的人格适应模式有以下四种类型:

（1）整合良好型:是大多数老年人的类型。其特点是成熟,能正视新的生活,有高度的生活满意感,有良好的认知、自我评价能力。根据个体角色活动特点又分为以下三种亚型:

1）重组型:此型老年人退而不休,继续广泛参加各种社会活动。

2）中心型:此类型老年人会在一定范围内有选择地参加比较适合自己的各种社会活动。

3）离退型:此型老年人人格整合良好,离退休后表现出活动低水平,生活满意,满足于逍遥自在。

（2）防御型：此型老年人对衰老完全否认，雄心不减当年，刻意追求目标。此型又分为以下两个亚型：

1）坚持型：表现为继续努力工作，保持高水平的活动，活到老，干到老，乐在其中。

2）收缩型：为保持自己的外观、体型，致力于饮食、保养、身体的锻炼。

（3）被动依赖型：分为以下两个亚型：

1）寻求援助型：表现为老年人强烈需要得到他人的帮助，寻求外界的援助，以帮助自己适应老年生活。

2）冷漠型：此型老年人和他人没有相互作用的关系，对周围事物不感兴趣，几乎不从事任何社会活动。

（4）整合不良型：此型老年人有明显的心理障碍，不善于调控情绪，生活满意度低，需要家庭照顾和社会组织的帮助才能生活，是最差的人格类型。

2. 老年期抑郁症的特点有哪些？

解析：老年期抑郁症的特点有：①躯体症状多见，且病人往往对躯体症状过分关注，因此怀疑自己患上某种躯体疾病。②焦虑，表现为坐立不安、搓手顿足、惶惶不可终日。③妄想多见，如疑病妄想、被害妄想、关系妄想等，这类妄想往往与老年人的心理状态有关。④自杀倾向，老年人自杀倾向高于一般人群，原因之一是抑郁。

3. 老年人心理健康的标准有哪些？

解析：老年人心理健康的标准有：①智力正常；②情绪健康；③意志坚强；④关系融洽；⑤适应环境；⑥人格健全；⑦行为正常。

4. 老年期焦虑症中急性焦虑的主要表现有哪些？

解析：急性焦虑主要表现为急性惊恐发作。发作时突然感到不明原因的惊慌伴失控感或濒死感，表现为紧张不安、心烦意乱、坐卧不宁、激动、哭泣，常伴有胸闷、心悸、多汗（手掌为甚）、四肢麻木、血压升高、尿频等躯体症状。部分病人可以产生妄想和幻觉。一般持续 5～20min，往往不超过 1h 即可自行缓解，病人意识清醒，事后能够回忆。

5. 列表比较阿尔茨海默病与血管性痴呆的区别有哪些？

解析：如表 6-1 所示。

表 6-1　阿尔茨海默病与血管性痴呆的鉴别

	阿尔茨海默病	血管性痴呆
起病	隐匿	较急，呈发作性，有高血压病史
病程	缓慢，持续不可逆性进展	波动或呈阶梯式进展

	阿尔茨海默病	血管性痴呆
早期症状	近记忆力障碍 全面性痴呆	脑衰弱综合征 以记忆障碍为主的局限性痴呆
精神症状	判断力、自知力丧失 早期即有人格改变 情感欣快或淡漠	判断力、自知力较好 人格相对完好 情感脆弱
神经系统	早期多无局限性症状和体征	有局限性症状和体征
脑影像学	脑萎缩	多发脑梗死或脑软化灶

（三）案例分析题

1. 耿爷爷，72岁，退休工人，初中文化。因渐进性智能减退3年，于近日入院。近3年来逐渐出现记忆力减退，起初表现为新近发生的事容易遗忘，经常丢三落四，看书读报后不能回忆其中的内容，症状逐渐加重。近1年来，忘事更严重，记不清东西放在何处，忘记要做的事，经常迷路，认错人。近几个月来，病情明显加重，不认识家人和朋友，说话没有条理，个人生活不能料理，脾气暴躁，经常吵闹。入院前2d因外出走失，家人找回后将其送入医院。体格检查未发现神经系统定位征。CT检测提示脑萎缩，MMSE得分18分。

请问：（1）耿爷爷最可能的医疗诊断是什么？

（2）主要的护理诊断有哪些？

（3）为耿爷爷制定的安全护理措施有哪些？

解析：（1）耿爷爷最可能的医疗诊断是阿尔茨海默病。

（2）主要的护理诊断：

1）有受伤的危险　与认知障碍、运动障碍有关。

2）自理缺陷　与认知、行为障碍有关。

3）思维过程紊乱　与认知、记忆缺陷和对环境错误判断有关。

4）语言沟通障碍　与思维障碍有关。

5）照顾者角色紧张　与病情严重和病程不可预测及照顾者知识缺乏、身心疲惫有关。

（3）安全护理措施如下：

1）提供相对安全固定的生活环境：尽可能避免搬家，家里的摆设尽量简洁，少放镜子，以防病人打破，发生意外。家里尽量摆放一些老年人熟悉的老物件、老照片等,增加老年人的安全感。

2)佩戴标志:病人外出最好有人陪伴或佩戴写有病人姓名、家庭地址、联系方式的身份识别卡。

3)防止意外发生:病人常发生跌倒、走失、烧伤、煤气中毒、烫伤、误服等意外。照顾者应注意防止这些意外事件的发生。

2. 贺奶奶,71岁,小学文化,退休工人,性格内向,总闷闷不乐,经常有自杀的想法,持续4年而入院。既往健康,由其丈夫提供病史。4年前,其儿子车祸死亡后,贺奶奶一直心情低落、悲伤,经常哭泣,不想吃饭,难以入睡,不愿说话和活动,有时心烦,易怒,摔东西,上吊自杀过一次,被及时发现并救活。曾在当地医院治疗过,服用过阿米替林,病情稍有好转,但还是认为"活着不如死了好""别人都看不起我",常唉声叹气,由家人陪护来医院就诊。既往语言少,回答简短,但切题,缓慢。医疗诊断:老年期抑郁症。

请问: (1)主要的护理诊断有哪些?

(2)为贺奶奶制定严防自杀的安全护理措施有哪些?

(3)为贺奶奶及家属进行健康教育的内容有哪些?

解析: (1)主要的护理诊断有:

1)有自杀的危险　与严重抑郁、悲观情绪、自责自罪观念、消极观念和无价值感有关。

2)个人应对无效　与不能满足角色期望、无力解决问题,对未来丧失信心,不合理使用心理防御机制有关。

3)思维过程紊乱　与消极认知态度有关。

4)睡眠形态紊乱　与精神压力有关。

(2)严防自杀的安全护理措施:自杀观念与行为是抑郁症最严重的危险症状。病人往往事先计划周密,行动隐蔽,并不惜采取各种手段与途径以达到自杀目的。

1)识别自杀动向:首先应与病人建立良好的人际关系,在与病人的接触中,应能识别自杀动向,如在近期曾有过自我伤害或自杀未遂行为;或焦虑不安、失眠、沉默少语或抑郁的情绪突然"好转",在危险处徘徊,拒餐,卧床不起等,此时应给予心理上的支持。

2)环境布置:病人住处应光线明亮,空气流通,整洁舒适。墙壁以明快色彩为主,室内摆放适量鲜花,以利调动病人积极良好的情绪,焕发其对生活的热爱。

3)专人守护:对有强烈自杀企图者,要专人24h看护,不离视线,必要时经解释后予以约束,以防意外。

4）工具及药物管理：凡能成为自杀、自伤的工具都要管理好。妥善保管好药物，以免病人一次大量吞服。

（3）健康教育的内容有：

1）回归社会：教育老年期抑郁症病人不脱离社会，培养兴趣，合理安排生活，多与社会保持联系，积极参加力所能及的活动。

2）亲情慰藉：鼓励子女与老年人同住，子女对老年病人不仅要在生活上给予照顾，同时要在精神上给予关心。

3）社会支持：社区和老年护理机构等要创造条件，让老年病人互相交往和参加一些集体活动，针对老年抑郁症的预防和促进心理健康等开展讲座，进行心理健康教育和心理指导。

（葛珊珊　张小燕）

第七章 | 老年常见疾病病人的护理

一、重点难点解析

本章重点为老年人的患病与护理特点；老年慢性阻塞性肺疾病、老年人高血压、老年冠心病、老年胃食管反流病、老年糖尿病、老年骨质疏松症、老年脑卒中、老年帕金森病、老年性白内障等老年常见疾病的护理评估、护理诊断、护理措施及健康指导。难点为老年常见病的护理评估与护理措施。

（一）老年人的患病与护理特点

如表7-1所示。

表7-1 老年人的患病与护理特点

老年人的患病特点	老年病人的护理特点
护理评估困难	全面护理评估
症状与体征不典型	细致观察病情
多病共存	注重整体护理
病程长、恢复慢，并发症多	注重康复护理
常伴发各种心理反应	注重心理护理
易引起药物不良反应	强调安全用药
与不良生活习惯有关	重视健康指导

（二）老年人各系统的生理变化

如表7-2所示。

表7-2 老年人各系统的生理特点

系统	老年人的生理特点
呼吸	呼吸道黏膜上皮萎缩，腺体萎缩，纤毛运动减弱，咳嗽反射减弱，肺泡数量少，胸廓呈桶状，呼吸功能降低，易发生感染

系统	老年人的生理特点
循环	心脏传导退化,心脏瓣膜纤维化,心肌收缩能力下降,排血量减少,血压增高,脉压增大
消化	消化道肌肉萎缩,蠕动减慢,消化液分泌减少,消化酶活性下降
泌尿	肾皮质减少,肾小球数量减少,肾小管细胞变性,输尿管、膀胱、尿道肌肉萎缩
生殖	性激素水平降低
内分泌	胰岛萎缩,腺体功能减退
运动	关节及附属结构退化,肌肉韧带萎缩
神经	脑回变窄、脑沟增宽变深、脑室扩大、脑组织萎缩,神经细胞功能下降,血管退行性变,血－脑脊液屏障功能减弱

(三)老年慢性阻塞性肺疾病病人的护理

1. 健康史　询问有无肺部原发疾病病史;有无吸烟、感染、理化因素、气候和过敏因素等;有无反复发作史;咳嗽、咳痰、气促的发生发展情况,持续时间,缓解方式等。

2. 身体状况　慢性咳嗽、咳痰、伴或不伴喘息、逐渐加重的呼吸困难,体格检查可见肺气肿体征。老年慢性阻塞性肺疾病病人还具有以下特点:

(1)呼吸困难加重。

(2)机体反应差,症状体征不典型。

(3)反复感染,并发症严重。

3. 心理－社会状况　老年病人可出现焦虑、抑郁、失眠等表现,社会活动减少。

4. 辅助检查　肺功能检查、影像学检查、血气分析、血液常规检查、痰液检查等。

5. 治疗要点　急性发作期以控制感染、保证呼吸道通畅、纠正缺氧为主;稳定期以祛除病因、预防诱发或加重因素、长期家庭氧疗、呼吸功能锻炼为主。

6. 常见护理诊断/问题

(1)气体交换受损　与呼吸道阻塞及肺组织弹性降低、通气和换气功能障碍有关。

(2)清理呼吸道无效　与分泌物过多、黏稠及无效咳嗽有关。

(3)焦虑　与病情反复、呼吸困难引起自理能力降低有关。

(4)潜在并发症:肺源性心脏病、肺性脑病、休克、自发性气胸等。

7. 护理措施

(1)增强呼吸功能:进行氧疗护理指导及呼吸功能锻炼指导。

（2）保持呼吸道通畅：①鼓励老年病人多饮水，使痰液稀释易于排出。②雾化吸入，尤其是无力咳嗽、体弱或痰液较多的老年病人。③酌情采用胸部叩击、体位引流、吸痰等措施，但伴有严重心血管疾病或体弱的老年病人不宜体位引流。④协助病人翻身、拍背，以利于分泌物的排出。

（3）用药护理：老年病人用药宜充分、疗程稍长、治疗方案根据监测结果及病情变化进行及时调整。严格掌握用药禁忌证，密切观察有无药物不良反应发生。

（4）心理护理。

（5）密切观察病情：观察呼吸频率、节律、深度变化；咳嗽、咳痰的情况，准确记录痰液性质、量；体温变化；动脉血气分析和水、电解质、酸碱平衡情况；有无胸痛、呼吸困难加重等并发症症状，一旦出现，立即通知医生。

（6）健康教育：①疾病相关知识指导。②进行生活指导。保持室内空气流通，室温宜按季节调整，湿度宜 50%～60%；改善环境卫生，消除烟雾和粉尘，避免刺激性气体的吸入，教育和督促病人戒烟是最重要的预防措施；注意保暖，防止受凉。适当休息，避免劳累，活动时以不感到疲劳、不加重症状为宜；饮食宜高热量、高蛋白、高维生素，补充适量的水分，尽量避免辛辣刺激、油腻、产气、容易引起过敏或便秘的食物；告知病人及家属家庭氧疗的方法和注意事项。③康复训练。

（四）老年人高血压病人的护理

1. 健康史　询问是否长期处于精神紧张状态；有无运动少、长期饮酒和高脂、高盐饮食等不良生活方式；有无高血压家族史；药物治疗史及治疗效果；注意体型是否肥胖等。

2. 身体状况

（1）收缩压增高，脉压增大。

（2）血压波动增大：①昼夜节律异常，夜间血压下降幅度 <10% 或 >20%。②收缩压 1 天内波动达 40mmHg，舒张压波动达 20mmHg。③血压晨峰现象增多。④餐后低血压多见。⑤容易发生直立性低血压，且恢复的时间较长。⑥冬季较高、夏季较低。

（3）症状少而并发症多，起病隐匿，进展缓慢。

（4）多病并存。

3. 心理－社会状况　老年病人可出现紧张、焦虑、抑郁等心理反应。

4. 常见护理诊断／问题

（1）慢性疼痛：头痛　与血压升高有关。

（2）有受伤的危险　与眩晕、视物模糊、意识障碍或抗高血压药引起低血压反应有关。

（3）知识缺乏：缺乏高血压的相关治疗与保健知识。

（4）潜在并发症：心力衰竭、高血压危象、脑血管意外等。

5. 护理措施

（1）一般护理：尽量减少探视，避免过度劳累、精神紧张。改变体位时，动作宜慢，以防直立性低血压引起晕厥。

（2）病情观察：严密监测血压变化，同时注意有无靶器官损伤的征象。一旦发现血压急剧升高、剧烈头痛、呕吐、烦躁不安、视物模糊、意识障碍及肢体运动障碍，立即报告医生并配合处理。

（3）用药护理：抗高血压药物宜从小剂量开始，逐渐增加剂量；宜用长效剂型；坚持长期用药；注意观察药物的不良反应；血压下降速度不宜过快；监测24h动态血压，确定最佳的服药时间；睡前不宜服用抗高血压药物，可能诱发脑卒中。

（4）心理护理。

（5）健康教育：①坚持规范化治疗，监测血压的变化，定期门诊复查，血压升高或病情变化时及时就医。②生活规律，充足睡眠，避免过度劳累和剧烈运动；保持情绪稳定；少钠盐、少脂肪、少咖啡，多食蔬菜和水果，补充钙和钾盐，控制体重；戒烟、限酒。

（五）老年冠心病病人的护理

1. 健康史　询问有无劳累、激动、饱餐、受寒、炎热、感染等诱因；有无烟酒嗜好、缺乏体育锻炼等危险因素；有无高血压、糖尿病、高脂血症等病史；注意体型是否肥胖。

2. 身体状况

（1）老年冠心病病人的临床特点：①病史长，病变多累及多支血管，常有陈旧性心肌梗死和不同程度的心功能不全。②多无典型症状，可表现为慢性稳定型心绞痛，也可以（包括不稳定型心绞痛、急性心肌梗死和冠心病猝死）为首发症状。③常伴有高血压、糖尿病、慢性阻塞性肺疾病等慢性疾病。④多存在器官功能退行性病变。

（2）老年心绞痛的临床特点：疼痛部位、性质、诱因等多不典型；多无阳性体征。

（3）老年急性心肌梗死的临床特点：①多在发病前数日有前驱症状。②胸痛表现不典型。③并发症多。④全身症状明显。⑤无Q波性心肌梗死（non-Q-wave myocardial infarction，NQMI）较多，再梗死及梗死后心绞痛发生率高，且易发生心肌梗死扩展。

3. 心理-社会状况　老年病人可产生焦虑、恐惧和抑郁的心理反应。

4. 辅助检查

（1）心电图检查：老年心绞痛病人常见非特异性 ST-T 段或间期改变；老年急性心肌梗死病人的心电图可仅有 ST-T 改变，而无病理性 Q 波。

（2）血清心肌坏死标志物及心肌酶测定：肌钙蛋白（cTn）出现，特异性高。

（3）其他检查：血糖、血脂检查，冠脉造影，超声心动图等。

5. 常见护理诊断／问题

（1）疼痛　与心肌缺血、缺氧或坏死有关。

（2）活动无耐力　与心排血量减少有关。

（3）恐惧　与胸痛产生的濒死感、担心预后有关。

（4）潜在并发症：心肌梗死、心律失常、心源性休克、心力衰竭。

6. 老年心绞痛病人的护理

（1）一般护理：心绞痛发作时立即停止活动，坐位或半卧位休息，舌下含服硝酸甘油或硝酸异山梨酯片，缓解疼痛。必要时吸氧。

（2）用药护理：①首次使用硝酸甘油时宜平卧。②β 受体阻滞剂应个体化，小剂量。③钙通道阻滞剂可引起老年人低血压，应从小剂量开始使用。④使用血小板抑制药过程中注意观察胃肠道反应及有无出血现象。⑤他汀类药可引起肝损害，使用过程中监测转氨酶及肌酸激酶等生化指标。

（3）密切观察病情：观察病人疼痛部位、性质、持续时间和缓解方式；密切监测生命体征及心电图变化，警惕心肌梗死的发生。

（4）心理护理。

（5）健康教育：①讲解本病的诱发因素和危险因素，指导其避免和控制发作等。②生活规律，合理作息和运动，避免过度劳累和情绪激动，保持情绪稳定。③饮食宜低盐、低脂、低胆固醇，适量蛋白质，富含维生素 C，多食蔬菜、水果，多饮水；少量多餐，不宜过饱，戒烟酒。④嘱出院后随身携带并学会使用保健药盒，注意药物有效期并及时更换。嘱定期复查，有异常立即呼叫"120"去医院就诊。

7. 老年急性心肌梗死病人的护理

（1）一般护理：①进行监护，连续监测心电图、血压、呼吸、尿量、意识、血流动力学变化、疼痛是否缓解等。②急性期 12h 内绝对卧床休息，限制探视。若无并发症，24h 内应鼓励病人在床上活动肢体。病情稳定后逐渐增加活动量。③吸氧。④保持大便畅通，避免用力排便。

（2）治疗配合：①急诊经皮冠状动脉介入治疗时密切观察有无再发心前区疼痛，心电图变化，及时判断有无新的心肌缺血发生。②溶栓时密切监测血压、心率、意识、肢体活动情况、有无头痛,胸痛有无缓解。③溶栓后监测心电图、心肌酶及出凝血时间,判断溶栓效果。④加强常规用药护理。

（3）心理护理:急性期注意安慰老年病人,耐心回答其提出的问题,指导病人放松,分散注意力,消除紧张、恐惧心理,帮助其树立战胜疾病的信心。

（4）健康教育。

（六）老年胃食管反流病病人的护理

1. 健康史　询问饮食习惯;是否有大量腹水、呕吐、负重劳动、便秘等增加腹腔内压力的因素;是否服用非甾体抗炎药等;有无胃溃疡、糖尿病、睡眠呼吸障碍等病史。

2. 身体状况

（1）症状不典型。

（2）并发症以呼吸系统疾病为主。

3. 心理－社会状况　老年病人可出现焦虑、急躁、紧张等情绪变化。

4. 常见护理诊断/问题

（1）疼痛　与反酸引起的烧灼及反流物刺激引起食管痉挛有关。

（2）焦虑　与疾病反复发作、恐惧进餐、社交活动减少有关。

（3）知识缺乏:缺乏胃食管反流病的相关病因及预防保健知识。

（4）潜在并发症:上消化道出血、巴雷特食管等。

5. 护理措施

（1）一般护理:抬高床头 15～20cm,减少胃内容物反流;餐后避免右侧卧位,建议散步或直立位,睡前不宜进食。

（2）用药护理。

（3）心理护理。

（4）健康教育:①进行用药指导。嘱坚持治疗,及时或定时复诊。②改变生活方式,避免各种增加腹内压力的因素。③饮食宜高蛋白、低脂肪、无刺激、富含膳食纤维、易消化,少食多餐,餐后勿立即仰卧;减少浓茶、咖啡、巧克力及腌制食品等食物的摄入;戒烟酒,防治便秘等。

（七）老年糖尿病病人的护理

老年糖尿病是一组内分泌代谢病,是指老年人胰岛素分泌不足或胰岛素作用障碍,从而导致物质代谢紊乱,出现高血糖、高血脂、蛋白质、水与电解质等紊乱的内分泌代谢疾病,多为 2 型糖尿病。

1. 健康史　询问家族史、生活及工作环境、饮食习惯,发现糖尿病的时间、诊治过程及效果等。

2. 身体状况

（1）起病隐匿且症状不典型。

（2）并发症多：老年糖尿病病人常并发皮肤及呼吸、消化、泌尿生殖等各系统的感染，感染可作为疾病的首发症状。

（3）多病并存。

（4）易发生低血糖。

3. 心理－社会状况　老年病人感到失去生活乐趣而产生悲观情绪。

4. 辅助检查　自我监测或定期到医院复查血糖和尿糖。

5. 护理措施

（1）一般护理：坚持适当运动，注意个人卫生，宜穿宽松、干燥、清洁的鞋袜。

（2）病情观察：胰岛素治疗时注意低血糖与低血钾的发生。

（3）饮食护理：自觉执行糖尿病饮食。

（4）用药护理：遵医嘱按时按剂量使用降血糖药，观察药物疗效及不良反应，提高老年病人用药的依从性。

（5）心理护理。

（6）健康教育：增强老年人的自护能力是提高生活质量的关键。

（八）老年骨质疏松症病人的护理

骨质疏松症是一种以骨量减少和骨组织微结构破坏为特征，导致骨质脆性增加和骨折风险性增加的代谢性骨病。

1. 健康史　重点询问与骨质疏松症有关的病因及女性绝经的时间。

2. 身体状况

（1）骨痛和肌无力：全身或腰背部疼痛、肌无力最为常见，由安静状态起身活动时出现，大幅度伸展肢体时各关节疼痛加重。

（2）身长缩短、畸形：身长平均缩短 3～6cm，严重者可伴驼背。

（3）骨折：是老年骨质疏松症的主要并发症，骨折发生的部位以股骨颈骨折，桡骨下端骨折，胸、腰椎椎体骨折多见。

3. 心理－社会状况

4. 辅助检查　骨密度测定，生化检查。

5. 护理措施

（1）一般护理：在医护人员指导下适量活动。

（2）病情观察：骨、关节疼痛的部位、性质、持续时间及疼痛是否放射，疼痛与活动的关系等。

（3）对症护理：①增加卧床休息时间，可显著减轻疼痛。②日常生活中尽量避免弯腰、负重等行为。

（4）饮食护理：鼓励老年病人适当多摄入含钙和维生素D丰富的食物。

（5）用药护理：①服用钙制剂（如碳酸钙、葡萄糖酸钙等）时应避免与绿叶蔬菜一起服用，防止减少钙的吸收。②钙调节剂包括降钙素、维生素D和雌激素。

（6）心理护理：鼓励老年病人表达内心的感受，明确其自卑、焦虑的原因。

（7）健康教育：宣讲与骨质疏松症相关的知识。每日适当的运动和户外日光照射。指导老年病人学会营养素的合理搭配，饭前1h及睡前服用可咀嚼的片状钙剂，同时补充维生素D制剂。

（九）老年脑卒中病人的护理

1. 健康史　询问起病时间、方式及有无明显诱因如情绪激动、疲劳等。

2. 身体状况

（1）脑出血：①常在体力活动或情绪激动时发病，起病突然，病情进展迅速。②老年病人意识障碍程度重，持续时间长。③神经系统局灶性损伤表现依出血部位和出血量而定。

（2）脑栓塞：①老年脑栓塞发作急骤，多在活动中发病，无前驱症状。②临床表现取决于栓子堵塞的动脉部位。③无症状性脑梗死多见。④并发症多且严重。

（3）脑血栓形成：①多见于有动脉粥样硬化的老年人，发病前有短暂性脑缺血发作史。②常在安静休息或睡眠状态下发病，意识障碍较多见且较重。③有局灶性神经系统损伤的表现，并在数小时或2～3d内达高峰。

3. 心理-社会状况　老年病人因突发疾病引起焦虑、恐惧、无助。

4. 辅助检查　CT对早期脑出血诊断明确，磁共振弥散加权成像以及波谱分析可以发现早期的脑梗死。

5. 护理措施

（1）紧急救护：实施监测和维持生命体征，必要时吸氧、建立静脉通道及心电监护。

（2）一般护理：①安置老年病人于合适的体位，保持呼吸道通畅。脑出血病人头部可略抬高，以利于减轻脑水肿，脑血栓形成病人宜取平卧位。②保持环境安静，避免声、光刺激，限制亲友探视。③老年急性脑出血病人发病24h内应禁食，24h后根据病情给予高蛋白、高维生素、清淡易消化食物。

（3）病情观察：密切观察意识状态，连续监测生命体征。

（4）对症护理：①脑出血急性期如有脑水肿应置冰袋于头部。②遵医嘱吸氧，防止脑缺氧。③每 2h 翻身 1 次或变换体位,翻身后保持肢体功能位。④昏迷的老年病人应做好口腔护理,及时清除呼吸道分泌物,以防误吸。⑤大便失禁的老年病人应及时清除排泄物,涂以保护性润肤油。尿失禁及时给予留置尿管,加强留置导尿的护理,减少泌尿系感染。

（5）用药护理。

（6）心理护理。

（7）健康教育:实施以功能训练为主的各种综合措施,建立健康的生活方式。

（十）老年帕金森病病人的护理

1. 健康史

2. 身体状况

（1）震颤:早期呈静止性震颤,安静或休息时明显,紧张或情绪激动时加重,多从一侧上肢手指开始,手部震颤类似"搓丸样"。

（2）肌肉强直:从一侧开始发展至对侧和全身。

（3）运动减少和运动迟缓:表现为动作缓慢,始动困难,随意运动减少。

（4）姿势步态异常:表现头部前倾、躯干俯屈、肘关节屈曲、腕关节伸直、前臂内收,髋、膝关节轻度弯曲等特殊姿势。

3. 心理–社会状况

4. 护理措施

（1）一般护理:室内光线明亮、温湿度适宜,地面平整、干燥、防滑、宽敞无障碍物。保证足够的营养供给。服用多巴胺治疗者,宜限制蛋白质摄入量。

（2）病情观察:注意震颤的变化、步伐移动情况、生活自理能力的变化等。

（3）对症护理:①咀嚼、吞咽功能障碍的老年病人进食时宜缓慢,集中注意力。②流涎过多的老年病人可使用吸管,必要时鼻饲流食。③出汗较多的老年病人应注意补充水分。④预防并发症。

（4）用药护理:需终身应用药物治疗控制症状。

（5）心理护理:鼓励老年病人说出他们的心理感受并注意倾听。

（6）健康教育:指导老年病人坚持主动运动和功能锻炼。

（十一）老年白内障病人的护理

老年性白内障是指中老年以后晶状体蛋白变性混浊而引起的视觉功能障碍。

1. 健康史

2. 身体状况

（1）渐进性、无痛性双侧视力减退。

（2）视力障碍：与晶状体混浊部位有关，中央部位的混浊对视力影响较大。

（3）眼球胀痛、视力下降：主要见于老年皮质性白内障病人。

3. 心理－社会状况

4. 辅助检查　检眼镜检查、裂隙灯显微镜检查、角膜曲率及眼轴长度检查。

5. 护理措施

（1）一般护理。

（2）病情观察：注意检测老年病人的视力、视野、瞳孔、眼压的变化，并做好记录。

（3）对症护理：对于有眩光的老年病人，照明用柔和的白炽灯，外出时戴好防护眼镜。

（4）围手术期护理：术前做好心理疏导，协助老年病人进行各项检查，并说明检查目的、意义。术后嘱病人卧床休息，术眼用硬质眼罩保护，防止外力碰撞，严密观察有无并发症如眼部感染等，出现并发症应告知医生。

（5）用药护理：①早期根据医嘱使用谷胱甘肽滴眼液，口服维生素。②指导正确使用滴眼药水。方法为用示指和拇指分开眼睑，嘱老年病人眼睛向上看，将眼药水滴在下穹窿内。闭眼后，再用示指和拇指提起上眼睑，使眼药水均匀地分布在整个结膜囊内。滴药时注意滴管不可触及角膜。滴药后须按住内眦数分钟，防止药水进入泪小管，吸收后影响循环和呼吸系统功能。

（6）心理护理。

（7）健康教育：①保持眼部卫生，勤洗手，勿用力揉眼，毛巾要清洁柔软。②饮食清淡，易消化，多食含维生素丰富的食物。③预防和治疗全身性疾病。④正确使用滴眼液。⑤佩戴眼镜。⑥定期接受眼科检查。

二、习题与解析

（一）选择题

【A1 型题】

1. 老年人的患病特点，描述**不正确**的是

    A. 症状与体征典型　　　　　　　　B. 病程长、恢复慢，并发症多

    C. 易引起药物不良反应　　　　　　D. 常伴发各种心理反应

    E. 多病共存

答案：A

解析：老年人患病时常无明显自觉症状，临床表现不典型，非特异性症状多见。

2. 下列关于老年人生理特点的描述,正确的是
    A. 咳嗽反射增强
    B. 心肌收缩能力增强
    C. 收缩压增高
    D. 尿液浓缩功能增强
    E. 胰岛 α 细胞衰老引起胰岛素的分泌减少

答案:C

解析:随着年龄的增加,血管硬化,收缩压增高。

3. 导致老年人慢性阻塞性肺疾病最重要的因素是
    A. 吸烟   B. 感染
    C. 职业粉尘   D. 大气污染
    E. 汽车尾气

答案:A

解析:吸烟是老年人慢性阻塞性肺疾病最常见、最重要的发病因素。

4. 老年慢性阻塞性肺疾病病人的体征,**不正确**的是
    A. 视诊胸廓呈桶状   B. 触诊语颤减弱
    C. 听诊呼气延长   D. 叩诊呈浊音
    E. 听诊呼吸音减弱

答案:D

解析:老年慢性阻塞性肺疾病病人叩诊呈过清音。

5. 老年肺炎病人,咳嗽痰多。为病人进行叩背排痰时,**错误**的是
    A. 五指并拢,稍向内合掌   B. 手呈空心碗状
    C. 由下向上,由内向外,轻拍背部   D. 拍背时鼓励病人咳嗽
    E. 宜在进餐前进行

答案:C

解析:叩背排痰时应由下向上,由外向内,轻拍背部,同时鼓励病人咳嗽,促进痰液排出。

6. 可能引起血尿酸增高的抗高血压药物是
    A. 利尿剂   B. 钙通道阻滞药
    C. 血管紧张素转换酶抑制药   D. 血管紧张素Ⅱ受体拮抗药
    E. β受体拮抗药

答案:A

解析：利尿剂的主要不良反应有乏力、血尿酸及血糖增高、低钾血症等。

7. 老年急性心肌梗死的特点，描述**不正确**的是

   A. 多有活动时心悸、气促、烦躁等前驱症状

   B. 伴有糖尿病的高龄老年人可无胸痛

   C. 很少发生室壁瘤和心律失常

   D. 全身症状明显

   E. 再梗死及梗死后心绞痛发生率高

答案：C

解析：老年急性心肌梗死并发症多，如室壁瘤、心律失常等。

8. 老年心绞痛病人适宜的饮食是

   A. 低盐、低脂、高热量、低蛋白质、低维生素饮食

   B. 低盐、低脂、低热量、低蛋白质、低维生素饮食

   C. 低盐、低脂、低热量、适量蛋白质、高维生素饮食

   D. 低盐、低脂、高热量、适量蛋白质、高维生素饮食

   E. 低盐、低脂、高热量、高蛋白质、高维生素饮食

答案：C

解析：老年心绞痛宜选择低盐、低脂、低胆固醇，适量蛋白质、富含维生素 C 的食物，多食蔬菜、水果，多饮水；少量多餐，不宜过饱。

9. 老年心绞痛病人首次使用硝酸甘油时，适宜的体位是

   A. 站立位　　　　　　　　B. 端坐卧位

   C. 平卧位　　　　　　　　D. 中凹卧位

   E. 膝胸卧位

答案：C

解析：老年人首次使用硝酸甘油时宜平卧，防止低血压的发生。

10. 老年人消化系统的生理变化，叙述正确的是

   A. 老年人唾液中的淀粉酶量随年龄增加而增多

   B. 老年人胃蛋白酶及盐酸等分泌量随年龄增加而增多

   C. 老年人肠液分泌量随年龄增加而增多

   D. 老年人肝脏结缔组织含量随年龄增加而增多

   E. 老年人胆汁变稀薄、胆固醇减少

答案：D

解析：老年人肝细胞数量减少、变性、结缔组织含量增加，易发生肝纤维化。

11. 老年胃食管反流病的临床特点,描述**错误**的是

    A. 反酸、胃灼热症状少见

    B. 多表现为厌食、呕吐、吞咽困难、贫血、体重减轻等

    C. 症状与内镜下病变程度一致

    D. 以急性上消化道出血就诊的老年病人相对较多

    E. 并发症以呼吸系统疾病为主

答案: C

解析: 老年胃食管反流病的临床症状与内镜下病变程度不一致。

12. 老年胃食管反流病病人可能会有焦虑情绪,其产生的主要相关因素是

    A. 疼痛   B. 疾病复杂

    C. 病情迁延   D. 治疗费用高

    E. 预后差

答案: C

解析: 老年胃食管反流病病人的焦虑可能与疾病反复发作、恐惧进餐、社交活动减少有关。

13. 老年胃食管反流病病人的用药护理,**错误**的是

    A. H_2 受体拮抗剂于餐前服用

    B. 促胃肠动力药宜在餐前服用

    C. 质子泵抑制剂长期使用可能引起老年人骨质疏松症

    D. 西沙必利、多潘立酮可引起老年人严重心律失常

    E. 甲氧氯普胺可引起老年人锥体外系神经症状

答案: A

解析: H_2 受体拮抗剂:如西咪替丁、法莫替丁等,可减少胃酸分泌,于睡前服用。

14. 老年人因感染性疾病入院的第二位原因是

    A. 肺部感染   B. 皮肤感染

    C. 尿路感染   D. 消化道感染

    E. 眼部感染

答案: C

解析: 尿路感染是老年人因感染性疾病入院的第二位原因。

15. 对老年尿路感染病人的叙述,**不正确**的是

    A. 可无发热,膀胱刺激征不典型

    B. 可出现菌血症、败血症或感染性休克

C. 尿常规检查可见白细胞明显增多

D. 可能引起高血压、慢性肾损害

E. 复发率及再感染率较高

答案：C

解析：老年尿路感染病人尿常规检查不典型，部分老年病人尿常规检查无白细胞增多。

16. 老年前列腺增生病人，行前列腺切除术后避免剧烈活动的时间是

    A. 5～7d   B. 7～10d

    C. 10～15d   D. 15～30d

    E. 1～2个月

答案：E

解析：前列腺切除术后避免剧烈活动的时间是1～2个月，目的是防止继发性出血。

17. 老年性阴道炎最适宜选用的阴道灌洗液是

    A. 温水   B. 冷水

    C. 生理盐水   D. 酸性溶液

    E. 碱性溶液

答案：D

解析：老年性阴道炎宜使用酸性溶液灌洗阴道以增加阴道酸度，提高阴道抵抗力，例如1%乳酸或者0.5%醋酸溶液。

18. 对老年性阴道炎的描述，**不正确**的是

    A. 卵巢功能衰退，雌激素水平降低

    B. 阴道上皮细胞内糖原含量减少，阴道内pH降低

    C. 阴道分泌物增多、呈稀薄、淡黄色，严重时呈脓血性

    D. 治疗时可以补充雌激素

    E. 可以使用抗生素抑制细菌生长

答案：B

解析：老年性阴道炎与阴道上皮细胞内糖原含量减少，阴道内pH增高，局部抵抗力降低有关。

19. 下列有关老年期胰腺的变化，叙述**不正确**的是

    A. 胰岛β细胞衰老

    B. 胰岛素分泌相对增加

C. 周围组织的胰岛素受体量减少

D. 胰液分泌减少

E. 胰腺组织萎缩

答案：B

解析：老年人胰腺萎缩，胰岛内有淀粉样沉积，胰岛 β 细胞衰老致胰岛素的分泌减少。

20. 老年人餐后 2h 血糖应控制在多少值以下

  A. 10.6mmol/L   B. 11.4mmol/L

  C. 12.2mmol/L   D. 14mmol/L

  E. 8.9mmol/L

答案：C

解析：老年人空腹血糖宜控制在 9.0mmol/L 以下，餐后 2h 血糖在 12.2mmol/L 以下即可。

21. 可作为老年糖尿病病人首发症状的并发症为

  A. 视网膜病变   B. 高渗性非酮症糖尿病昏迷

  C. 乳酸性酸中毒   D. 肾脏病变

  E. 感染

答案：E

解析：老年糖尿病病人常并发皮肤及呼吸、消化、泌尿生殖等各系统的感染，感染可作为疾病的首发症状。

22. 老年糖尿病的特点**不包括**

  A. 症状不典型或完全无症状

  B. 在某些应激情况下，可突发严重高血糖致非酮症高渗性昏迷

  C. 多为 1 型糖尿病

  D. 易被伴随疾病掩盖症状

  E. 易并发大血管病变，是致残、致死的重要原因

答案：C

解析：老年糖尿病多数是 2 型糖尿病，其患病率随年龄增加而增高。

23. 老年高尿酸血症病人饮食上需要**纠正**的是

  A. 低盐饮食   B. 低糖饮食

  C. 低胆固醇饮食   D. 低碳水化合物饮食

  E. 高嘌呤饮食

答案：E

解析：避免进食动物内脏等高嘌呤食物，饮食宜清淡、易消化。

24. 患骨质疏松症的老年人极易发生的骨折部位为

    A. 肱骨上端   B. 脊椎

    C. 股骨颈   D. 桡骨远端

    E. 颅骨

答案：C

解析：老年骨质疏松症病人骨折发生的部位以股骨颈骨折，桡骨下端骨折，胸、腰椎椎体骨折多见。

25. 老年人骨质疏松症临床表现的描述**不妥**的是

    A. 早期多无症状

    B. 易发生骨折

    C. 骨折以脊柱、腰椎和桡骨多见

    D. 脊柱椎体压缩性骨折导致身长变短

    E. 疼痛原因是因骨关节病所致

答案：A

解析：老年人骨质疏松症临床表现早期以全身或腰背部疼痛、肌无力最为常见，由安静状态起身活动时出现，大幅度伸展肢体时各关节疼痛加重。

26. 老年人脑出血最常见和最主要的病因是

    A. 脑血管炎   B. 脑动脉淀粉样变性

    C. 脑血管畸形   D. 脑萎缩

    E. 脑动脉粥样硬化和高血压

答案：E

解析：老年人脑出血最常见的病因是高血压及高血压合并脑动脉硬化，诱因有寒冷、情绪激动、过度劳累等。

27. 老年人脑栓塞栓子最常见的来源是

    A. 气体栓子

    B. 脂肪栓塞

    C. 细菌性栓子

    D. 栓子多由冠心病及大动脉病变引起

    E. 下肢动脉硬化栓子脱落

答案：D

解析：老年人脑栓塞多由冠心病及大动脉病变引起，多在动态下发病并迅速达高峰。

28. 脑血栓形成的护理评估**不正确**的是

    A. 安静或睡眠状态下发病　　　　B. 晨起出现症状

    C. 有动脉粥样硬化病史　　　　　D. 有长期性脑缺血病史

    E. 可有发音或肢体障碍

答案：D

解析：脑血栓形成多见于有动脉粥样硬化的老年人，发病前有短暂性脑缺血发作史。常在安静休息或睡眠状态下发病，意识障碍较多见且较重。

29. 老年脑出血病人头部抬高 15°～30° 主要是为了减轻

    A. 脑水肿　　　　　　　　　　　B. 脑缺氧

    C. 呕吐　　　　　　　　　　　　D. 头痛

    E. 呼吸困难

答案：A

解析：老年脑出血病人头部可略抬高，以利于减轻脑水肿。

30. 以下关于老年帕金森病病人的身体状况描述**错误**的是

    A. 手部震颤类似"搓丸样"　　　　B. 动作缓慢

    C. 慌张步态　　　　　　　　　　D. 醉酒步态

    E. 齿轮样强直

答案：D

解析：老年帕金森病病人行走时起步困难，一旦开步，身体前倾，重心前移，步伐小且越走越快，不能及时停步，称"慌张步态"。

31. 关于老年帕金森病，表述**不正确**的是

    A. 多在中老年期发病

    B. 主要表现静止性震颤，运动迟缓

    C. 常规辅助检查无特殊发现

    D. 早期发现，早期治疗可治愈

    E. 与脑动脉粥样硬化、脑炎、脑外伤史、家族史有相关性

答案：D

解析：老年帕金森病若病情加重，治疗以药物治疗为主，手术治疗、康复治疗、心理治疗为补充。需要病人长期配合，终身治疗。

32. 老年人发生脑萎缩时的变化**不包括**

    A. 认知功能下降   B. 情绪情感变化

    C. 脑回变窄、脑沟增宽变深   D. 脑室扩大

    E. 萎缩以额颞叶明显

答案：B

解析：老年人脑体积逐渐缩小，脑回变窄、脑沟增宽变深、脑室扩大，出现显著脑萎缩，以额、颞叶明显。

33. 关于老年人听觉生理性老化的叙述**错误**的是

    A. 听力减退，可出现传音性耳聋

    B. 对声音的定位功能减退

    C. 可出现沟通障碍

    D. 低频音的听力减退明显

    E. 噪声环境中听力障碍明显

答案：D

解析：老年人常伴有耳鸣，耳鸣呈高频性，开始为间断性，逐渐发展为持续性。对声音的反应和定位功能减退。

34. 老年性白内障发病与下列因素**无关**的是

    A. 遗传因素   B. 工作性质和生活习惯

    C. 晶状体老化   D. 心脑血管病及糖尿病病史

    E. 眼部外伤

答案：E

解析：老年性白内障是指中老年以后晶状体蛋白变性混浊而引起的视觉功能障碍，需询问病人有无家族遗传史、心脑血管病及糖尿病病史；询问病人的工作性质、生活习惯、饮食状况及健康状况以及是否有烟酒嗜好、是否注意用眼卫生等。

35. 老年白内障病人术后护理措施**不正确**的是

    A. 卧床休息

    B. 佩戴眼罩

    C. 保持眼部卫生

    D. 疼痛时可通过眼部按摩、按压缓解

    E. 近期避免诱使眼压升高的动作

答案：D

解析：术后嘱老年病人卧床休息，术眼用硬质眼罩保护，防止外力碰撞，严密观

察有无并发症如眼部感染等。

36. 老年性耳聋的主要疾病特点下列叙述**错误**的是

    A. 常出现打岔现象　　　　　　　B. 以低频听力下降为主

    C. 伴有耳鸣　　　　　　　　　　D. 有重听现象

    E. 多为双侧对称性听力下降

答案：B

解析：老年性耳聋出现不明原因的双侧对称性、缓慢性、进行性听力下降，以高频听力下降为主。

37. 老年性耳聋的健康教育内容**不正确**的是

    A. 定期听力检查　　　　　　　　B. 积极防治慢性疾病

    C. 局部按摩，避免噪声刺激　　　D. 选戴助听器

    E. 经常使用抗生素避免耳部感染

答案：E

解析：老年性耳聋避免噪声环境及耳毒性药物的影响；积极预防和治疗全身性疾病如高血压、糖尿病等；局部按摩，促进局部血液循环；避免过度劳累，保持心情舒畅；教会病人正确使用助听器、保养助听器。

38. 指导家属与听力障碍的老年人的正确沟通，下面**不适合**的是

    A. 交谈环境安静

    B. 积极预防和治疗全身性疾病如高血压、糖尿病

    C. 减少与老年人的沟通交流，避免打扰老人

    D. 老年人如果不太理解所述内容时要重复叙述

    E. 可采取书面交谈或手势以表达意图

答案：C

解析：尊重、关心老年病人，加强护患沟通交流，避免病人因耳聋产生孤独和自卑的心理。

【A2 型题】

39. 鲁奶奶，65 岁，反复咳嗽、咳痰 20 多年，近日感冒后自觉胸闷、气短、咳大量脓痰 3d 入院，胸片示肺纹理增粗及肺气肿表现，诊断为老年慢性阻塞性肺疾病急性发作。为病人吸氧时，正确的给氧方式是

    A. 低浓度低流量间断吸氧　　　　B. 低浓度低流量持续吸氧

    C. 高浓度高流量间断吸氧　　　　D. 高浓度高流量持续吸氧

    E. 乙醇湿化给氧

答案：B

解析：老年慢性阻塞性肺疾病病人一般采用鼻导管或鼻塞持续低流量吸氧，流量1~2L/min，浓度28%~30%，避免吸入氧浓度过高引起二氧化碳潴留。

40. 谭奶奶，86岁，因高血压入院，遵医嘱使用抗高血压药物治疗。护士指导病人及家属，老年人体位变动时动作宜慢的原因是

    A. 防止高血压危象发生   B. 防止高血压脑病发生

    C. 防止直立性低血压发生   D. 防止高血压视网膜病发生

    E. 防止脑血管损伤发生

答案：C

解析：老年高血压病人服用抗高血压药后容易发生直立性低血压，且恢复的时间较长，变换体位时速度宜慢。

41. 江奶奶，65岁，首次诊断为老年高血压。护士对其进行用药指导，**不恰当**的是

    A. 从小剂量开始   B. 血压下降速度不宜过快

    C. 宜用长效剂型   D. 坚持长期用药

    E. 睡前服用抗高血压药物

答案：E

解析：老年高血压病人不宜睡前服用抗高血压药物，可能诱发脑卒中。

42. 吴爷爷，82岁，患原发性高血压多年，体型肥胖。目前，血压维持在165/110mmHg左右，查体未见明显异常。实验室检查：血常规、尿常规、肾功能、血脂、血糖均正常。心电图正常。其血压控制的理想状态是

    A. 血压控制在130/80mmHg以下 B. 血压控制在135/85mmHg以下

    C. 血压控制在140/90mmHg以下 D. 血压控制在150/90mmHg以下

    E. 血压控制在160/90mmHg以下

答案：D

解析：老年人高血压病人采取综合性治疗措施，使血压降至140/90mmHg以下，年龄≥80岁者降至150/90mmHg以下为宜。

43. 刘爷爷，64岁，既往有心绞痛发作史。4h前锻炼后出现持续性胸痛伴大汗，含服硝酸甘油无效，急诊入院。初步诊断为急性心肌梗死。下列护理措施中，**不正确**的是

    A. 持续吸氧   B. 抗凝治疗

    C. 应用镇静剂   D. 鼓励下床活动

E. 12h 内绝对卧床

答案：D

解析：老年急性心肌梗死病人在急性期 12h 内应绝对卧床休息，限制探视，保证充足的休息和睡眠时间。

44. 李奶奶，65 岁，被诊断为老年慢性胃炎。护士对其进行用药指导，**不恰当**的是

    A. 甲硝唑宜在餐后 30min 服用

    B. 枸橼酸铋钾宜在餐前 30min 服用

    C. 枸橼酸铋钾可以与制酸剂、牛奶同服

    D. 促胃肠动力药宜在餐前服用

    E. 硫糖铝可引起老年人便秘

答案：C

解析：枸橼酸铋钾不宜与制酸剂、牛奶同服，以免降低疗效。

45. 张奶奶，70 岁，近 1 周来乏力，下腹不适，腰骶酸痛，夜尿增多，诊断为老年尿路感染。护士对其进行护理，**不恰当**的是

    A. 鼓励多饮水，勤排尿

    B. 肾区明显疼痛的老年病人尽量不要站立或坐直

    C. 避免使用庆大霉素

    D. 喹诺酮类药物宜饭前服用

    E. 治疗期间和停药后复查尿常规和尿细菌学检查

答案：D

解析：喹诺酮类药物可引起轻度消化道反应、皮肤瘙痒，宜饭后服用。

46. 王奶奶，65 岁，绝经多年。近 1 个月阴道分泌物增多，呈稀薄、淡黄色，偶有血性白带，诊断为老年性阴道炎。护士对其进行健康指导，需要**纠正**的是

    A. 外阴瘙痒时可以使用肥皂清洗或搔抓

    B. 用酸性溶液灌洗阴道后，再采取下蹲位将药片送入阴道后穹窿

    C. 乳腺癌及子宫内膜癌病人禁服尼尔雌醇

    D. 复查白带前 24～48h 禁止阴道用药和同房

    E. 不用过热或有刺激性的清洗液清洗外阴

答案：A

解析：老年性阴道炎的发生与阴道 pH 增高有关，外阴瘙痒时禁止使用肥皂清洗。搔抓会加重黏膜破损，使症状加重。

47. 刘爷爷,62岁,清晨起床时,家人发现其口角歪斜,自述左侧上、下肢麻木,自行上厕所时摔倒。送医院检查,意识清醒,左侧偏瘫,此病人发生的情况最可能是

    A. 脑血栓   B. 脑挫伤

    C. 癫痫   D. 脑梗死

    E. 蛛网膜下腔出血

答案: A

解析: 老年脑血栓病人常在安静休息或睡眠状态下发病,有局灶性神经系统损伤的表现,并在数小时或 2~3d 内达高峰。因血栓发生部位、程度不同病人表现各异,可表现为偏瘫、感觉障碍、语言障碍等。

48. 赵奶奶,71岁,突发脑出血,头痛,呕吐,昏迷,血压 180/100mmHg,应迅速给予

    A. 止血治疗   B. 降低血压治疗

    C. 降低颅内压治疗   D. 维持生命体征平稳

    E. 防治血管痉挛

答案: C

解析: 脑出血急性发作期的治疗要点是防止再出血的发生,降低颅内压,控制脑水肿,调整血压,维持生命体征,防治并发症,必要时外科治疗。

49. 周爷爷,60岁,三年前开始出现走路不稳,缓慢。近一年出现姿势步态异常,身体前倾前屈,颈部、肩部僵直,静止性震颤,油脂分泌多,流涎。周爷爷的治疗护理要点是

    A. 溶栓治疗并预防脑出血

    B. 给予高蛋白易消化食物以增进神经功能的恢复

    C. 遵医嘱合理用药,限制蛋白质摄入

    D. 大剂量用药,控制症状

    E. 尽早手术

答案: C

解析: 老年帕金森病病人宜限制蛋白质摄入量,因为蛋白质消化过程中产生大量中性氨基酸,与左旋多巴竞争入脑,降低左旋多巴的疗效。

50. 王爷爷,75岁,述说听力越来越差,说话常出现"打岔现象",低音听不见,高音又感觉刺耳难受,还伴有耳鸣、耳痛,睡眠受到严重影响。无高血压、冠心病和糖尿病病史,请问该老年人应首先进行

    A. 视力评估   B. 血糖监测

C. 测量血压　　　　　　　　D. 听力评估

E. 用药评估

答案：D

解析：老年性耳聋多属感音性耳聋，表现为高音频听觉困难和语言分辨能力差，辅助检查为耳镜检查、纯音听力计检查等。

51. 张奶奶，69岁，右手时常抖动，动作迟缓，走路缓慢、不稳，考虑为帕金森病，体检时最**不可能**出现的体征是

A. 面部表情刻板　　　　　　B. 行走时步距变小

C. 躯干前倾前屈　　　　　　D. 早期运动时震颤明显

E. 右上肢肌张力增高

答案：D

解析：老年帕金森病早期呈静止性震颤，安静或休息时明显，手部震颤类似"搓丸样"。

【A3/A4型题】

（52~53题共用题干）

李爷爷，80岁，因老年慢性阻塞性肺疾病入院，现病情缓解准备出院，对家属进行健康宣教。

52. 出院时嘱长期家庭氧疗，家属向护士询问每日吸氧的时间，护士的回答正确的是

A. 每日吸氧4~6h　　　　　　B. 每日吸氧6~8h

C. 每日吸氧8~10h　　　　　　D. 每日吸氧不少于10h

E. 每日吸氧不少于15h

答案：D

解析：老年慢性阻塞性肺疾病病人行长期家庭氧疗时每日吸氧时间10~15h。

53. 家属向护士进行咨询，如何防止病情加重，下列回答需要**纠正**的是

A. 应适当散步锻炼

B. 寒冷季节出门时注意保暖

C. 长期预防性服用小剂量抗生素

D. 进行腹式呼吸锻炼

E. 尽量避免辛辣刺激、油腻、产气、容易引起过敏或便秘的食物

答案：C

解析：老年慢性阻塞性肺疾病急性发作期控制感染时可以适量应用抗生素。稳

定期以祛除病因、预防诱发或加重因素、长期家庭氧疗、呼吸功能锻炼为主，不建议长期应用抗生素，以免诱发机体产生耐药性，应避免药物滥用。

（54～55题共用题干）

杨奶奶，63岁。近2周来自觉头晕，呈持续性，休息后不缓解。发病以来无视物模糊、视物旋转，无恶心、呕吐，无心悸、气促。门诊查血压160/110mmHg，初步诊断为老年人高血压。护士对其进行健康宣教。

54. 为良好控制血压，杨奶奶喜好的食物中，需要减少摄入的是

    A. 瘦肉　　　　　　　　　　B. 带鱼

    C. 虾　　　　　　　　　　　D. 猪肝

    E. 香菇

答案：D

解析：猪肝是高胆固醇食物不利于血压的控制。

55. 询问得知，病人平素喜欢运动，适合的是

    A. 散步　　　　　　　　　　B. 短跑

    C. 登山　　　　　　　　　　D. 滑雪

    E. 冬泳

答案：A

解析：老年高血压病人，应避免过度劳累和剧烈运动，上述活动中最适宜的是散步。

（二）简答题

1. 简述老年肺炎的特点。

解析：（1）起病隐匿：多表现为食欲减退、体重减轻、乏力、头晕、精神萎靡等非特异性症状；也可为基础疾病突然恶化或恢复缓慢。

（2）症状与体征多不典型：一般无发热、胸痛、咳嗽、咳痰等典型症状，多为呼吸频率增加，呼吸急促或呼吸困难，肺底部可闻及干、湿性啰音。

（3）并发症多且重：呼吸衰竭、心力衰竭及多器官功能衰竭是老年肺炎病人死亡的重要原因，也可并发败血症或脓毒血症、休克、弥散性血管内凝血、电解质紊乱和酸碱失衡等。

2. 老年人原发性高血压的特点。

解析：（1）收缩压增高，脉压增大，单纯收缩期高血压多见。

（2）血压波动增大：①昼夜节律异常，夜间血压下降幅度＜10%或＞20%。②收缩压1天内波动达40mmHg，舒张压波动达20mmHg。③血压晨峰现象增多。④餐

后低血压多见。⑤容易发生直立性低血压,且恢复的时间较长。⑥冬季较高、夏季较低。

（3）起病隐匿,进展缓慢,症状少,并发症多。

（4）多病并存。

3. 简述老年冠心病的特点。

解析:（1）病史长,病变累及多支血管,常有陈旧性心肌梗死和不同程度的心功能不全。

（2）多无典型症状,可表现为慢性稳定型心绞痛,也可以急性冠脉综合征为首发症状。

（3）常伴有高血压、糖尿病、慢性阻塞性肺疾病等慢性疾病。

（4）多存在器官功能退行性病变。

4. 缓解老年胃炎病人疼痛的措施有哪些?

解析:（1）腹部热敷、按摩,解除胃痉挛。

（2）针刺合谷、足三里、内关等穴位。

（3）避免精神紧张和刺激。

（4）必要时遵医嘱给予解痉止痛药。

5. 简述老年前列腺增生病人的生活指导内容。

解析:（1）嘱病人保持乐观的情绪,养成良好的生活习惯。

（2）嘱病人饮食以高蛋白、高维生素、高纤维素、低脂肪、清淡、易消化为主;避免辛辣刺激食物;忌烟酒;避免喝有利尿作用的饮料,以免引起尿潴留;避免短时间内大量饮水,防止膀胱急剧扩张。

（3）嘱病人不憋尿,保持大便通畅,避免受凉和劳累,避免久坐不动,性生活适度,以防引起急性尿潴留。

6. 老年糖尿病病人的常见护理诊断/问题有哪些?

解析:（1）营养失调:低于机体需要量　与机体代谢紊乱有关。

（2）焦虑　与长期治疗、病情反复及出现并发症有关。

（3）知识缺乏:缺乏糖尿病的预防、用药和自我护理的知识。

（4）潜在并发症:糖尿病肾病、糖尿病视网膜病变、糖尿病足等。

7. 如何加强对老年脑卒中病人的对症护理?

解析:（1）脑水肿的护理:脑出血急性期如有脑水肿应置冰袋于头部,控制中枢性高热或降低体温,减少组织代谢,缓解脑水肿。老年脑血栓病人则严禁头部冷敷。

（2）皮肤护理:应每2h翻身1次或变换体位,以免局部皮肤长期受压,翻身后保持肢体功能位。

（3）老年昏迷病人的护理：应做好口腔护理，及时清除呼吸道分泌物，以防误吸。必要时配合医生进行气管切开或气管插管。

（4）排便失禁的护理：应及时清除大便失禁病人的排泄物，用温水洗净肛周和臀部皮肤，皮肤局部可涂以保护性润肤油。尿失禁及时给予留置尿管，加强留置导尿的护理，减少泌尿系统感染。

（5）脑缺氧的护理：遵医嘱吸氧，防止脑缺氧。

8. 如何加强老年白内障病人的健康教育？

解析：（1）防治老年性白内障：①保持眼部卫生，勤洗手，勿用力揉眼，毛巾要清洁柔软。②饮食清淡，易消化，多食维生素丰富的食物。③预防和治疗全身性疾病。④正确使用滴眼液。

（2）佩戴眼镜：遵医嘱佩戴合适的眼镜。

（3）定期接受眼科检查。

（三）案例分析题

1. 韩爷爷，71 岁。反复咳嗽、咳痰 17 年，加重伴发热、呼吸困难 3d，急诊入院。1 周前受凉后咳嗽、咳痰加重，咳黄色脓痰，3d 前出现发热和呼吸困难。自服阿奇霉素、氨茶碱等药物，症状无明显好转。查体：T 38.7℃，P 104 次 /min，R 32 次 /min，BP 140/90mmHg，口唇发绀，呼气性呼吸困难，双肺呼吸音减弱，双肺可闻及散在干、湿性啰音。入院后被诊断为老年慢性阻塞性肺疾病急性发作期，老年肺炎，Ⅰ 型呼吸衰竭。

请问：（1）请列出该老年病人出现呼吸困难的主要原因。

（2）经积极治疗好转后出院，针对基础疾病，对韩爷爷及家属进行相应健康指导。

解析：（1）主要原因：①与老年慢性阻塞性肺疾病引起的肺功能降低，通气换气障碍有关。②与痰液黏稠，无效咳嗽有关。③与肺炎引起的有效呼吸面积减少有关。④与呼吸衰竭引起的呼吸肌疲劳，有效通气不足有关。

（2）健康指导：①介绍病因和诱因，积极预防和治疗以减少急性发作、改善呼吸功能、延缓病情、提高生活质量。②教会病情监测的方法，出现呼吸困难加重、皮肤黏膜发绀等状况立即就医。③嘱保持室内空气流通，室温宜按季节调整，湿度宜50%～60%，改善环境卫生，消除烟雾和粉尘，避免刺激性气体的吸入，戒烟；注意保暖，防止受凉。④适当休息，避免劳累，活动时以不感到疲劳、不加重症状为宜，如散步、太极拳及家务劳动等。⑤饮食宜高热量、高蛋白、高维生素，补充适量的水分，尽量避免辛辣刺激、油腻、产气、容易引起过敏或便秘的食物。⑥指导家庭氧疗。⑦缩唇呼吸、腹式呼吸等呼吸训练方法。

2. 穆爷爷，75岁。高血压病史10余年，未遵医嘱规律服用抗高血压药物治疗，血压控制不平稳，血压波动在140~180/80~100mmHg之间，每于劳累后间断出现头痛、头晕，休息并服用抗高血压药物后缓解。今日中午，家庭聚餐饮酒后头痛，血压高达190/86mmHg，立即服用抗高血压药物，并卧床休息，30min后从卧位站起时，出现头晕、黑矇、站立不稳，立即转变为卧位，症状减轻。有原发性高血压家族史。吸烟40年，每天20余支。少量饮酒。

请问：（1）请列出穆爷爷出现头晕、黑矇、站立不稳的主要原因。

（2）上述问题如何预防？

（3）为良好控制血压，应如何对该老年病人进行相应的健康指导？

解析：（1）服用抗高血压药物后出现的直立性低血压。

（2）预防方法：嘱老年人高血压病人服用抗高血压药物后，在改变体位时动作要缓慢，如在体位变换后出现头晕、眼花、黑矇、恶心、眩晕时，应立即平卧。

（3）健康指导：①遵医嘱正确服用抗高血压药物，并监测血压，定期门诊复查。②嘱保持规律生活，保证充足的睡眠，避免过度劳累和剧烈运动。③保持情绪稳定。④戒烟、限酒。⑤饮食宜少钠盐、少糖、少脂肪、少胆固醇，多食蔬菜和水果，补充钙和钾盐。

3. 秦奶奶，63岁。1年来间断出现反酸、胃灼热，偶有咽部异物感，端坐卧位或站立后缓解。近2个月来稍进食肉类后上述症状明显加重，发病以来夜间睡眠差。无其他病史。吸烟20年，每天3~5支，喜食巧克力和葡萄酒，喜饭后卧床休息15~20min。诊断为老年胃食管反流病。

请问：（1）请列出秦奶奶患病的主要相关因素。

（2）患有此病的老年病人适宜的生活方式是？

解析：（1）主要患病因素有：年龄，吸烟、饮酒的不良生活习惯，食用高脂肪食物和巧克力，餐后立即卧床。

（2）患有此病的老年病人适宜的生活方式解析：有：①控制饮食，以高蛋白、低脂肪、无刺激、富含膳食纤维、易消化食物为主，少食多餐。②减少浓茶、咖啡、巧克力及腌制食品等食物的摄入。③睡前不宜进食。④餐后勿立即仰卧，建议散步或直立位。⑤抬高床头15~20cm。⑥戒烟酒，防治便秘。⑦避免各种增加腹内压力的因素。

4. 王爷爷，70岁。家人述说老年人近半年说话习惯明显改变，说话声音大，经常打断对方讲话或要求对方重复。近日常觉耳边嗡嗡响，夜里难以入睡。今来医院就诊,检查:鼓膜完整,耳道内无异物,听力测试双耳1m内勉强听到声音。

请问:(1)列出该老年病人目前的护理诊断。

(2)如何正确指导老年病人进行耳郭局部按摩?

解析:(1)护理诊断

1)感知紊乱(听觉) 与耳部退行性病变及血液供应减少有关。

2)焦虑 与听力障碍、担心耳聋有关。

3)知识缺乏:缺乏有关耳聋的防治知识。

(2)教会老年病人用手掌和手指按压耳朵的方法,环揉耳屏,每日3~4次,以增加耳膜活动,促进局部血液循环,防止听力下降。

5. 张奶奶,76岁,农民。年轻时有脑部外伤史。3年前出现静止时手颤,情绪激动时加重,诊断为帕金森病。各种活动明显减少,不爱讲话,吃饭时出现吞咽困难、流涎,一些小事如系鞋带、扣扣子很难完成,未治疗。1周来症状加重,卧床时间增多,步行困难,易跌倒。

请问:针对该老年病人的病情制定切实可行的护理措施。

解析:(1)对咀嚼、吞咽功能障碍老年病人,为避免进食过快引起的呛咳、坠积性肺炎,指导病人进食时宜缓慢,集中注意力。

(2)对于流涎过多的病人,可使用吸管,必要时鼻饲流食,保证营养的供给。

(3)对于出汗较多的病人,注意补充水分。

(4)预防并发症:①环境设置合理,预防跌倒及坠床。②做好饮食护理,选择合适的体位,卧床病人餐后及时清洁口腔,预防误吸。③鼓励病人经常变换体位和轻拍背部,促进痰液排出预防肺部感染。④长期卧床病人要预防压疮。⑤预防便秘。

6. 刘奶奶,68岁。主诉活动后感左肋部、腰部疼痛8个月余,尤其在咳嗽后疼痛更加明显,休息后好转。伴乏力、烦躁,身高减低(-5cm),医院检查确诊为"骨质疏松症",生活自理能力明显不足。

请问:(1)思考该老年病人存在的护理问题。

(2)如何对老年病人和其家人进行健康宣教。

解析:(1)护理问题

1)慢性疼痛 与骨质疏松、骨折及肌肉疲劳、痉挛有关。

2)躯体活动障碍 与骨痛、骨折引起的活动受限有关。

3)情境性自尊低下 与椎体骨折引起的身长缩短或驼背有关。

4)潜在并发症:骨折。

(2)宣讲与骨质疏松症相关的知识。每日适当的运动和户外日光照射。在日常活动中,防止跌倒,避免过度用力,必要时可通过辅助工具协助完成各项活动。指导老年病人学会营养素的合理搭配,饭前 1h 及睡前服用可咀嚼的片状钙剂,同时补充维生素 D 制剂。鼓励老年人自我调节,适应自我形象的改变。

(洪　敏　马牧林)

第八章 | 老年人的安宁疗护

一、重点难点解析

本章学习重点是安宁疗护的目标、模式、实践内容、老年安宁疗护护士的职责；老年人对待死亡的心理类型及老年人死亡教育的实施；丧偶老年人的哀伤辅导。难点是死亡教育的内容及死亡教育的实施；丧偶老年人的哀伤辅导。

（一）安宁疗护的目标

1. 维护病人尊严　尊重病人对生命末期治疗的自主权利，注意病人多方面的感受，而不是只关注疾病，提升病人的尊严感。

2. 减轻病人痛苦　不以治愈疾病为目标，而是通过控制各种症状，减轻各种身体的不适，提高其生活质量。

3. 帮助病人平静离世　多安排与病人及家属沟通交流，努力帮助其实现生命末期还想要实现的其他愿望，达到内心平和、精神健康，尽量无遗憾地平静离开人世。

4. 减轻丧亲者的负担　给丧亲者提供居丧期的帮助和支持，如老人去世后的安葬等社会事务。

（二）安宁疗护模式

1. 医院安宁疗护模式

（1）病房服务模式：是针对住在安宁疗护病床的病人，由专业的安宁疗护多学科团队为病人和家属提供"五全"照顾服务的一种医疗模式。

（2）小组服务模式：也称安宁共同照护。特点是没有固定的病床，在医院成立安宁疗护多学科小组，协同原病区医疗护理团队为生命终末期且有安宁疗护需求的病人提供服务。

（3）出院延续护理服务门诊模式：是有安宁疗护专科资质的护士以门诊形式开展服务。为有需求的病人及家属提供咨询、症状护理指导、心理护理、人文关怀及哀伤辅导等服务。

2. 社区安宁疗护服务模式

（1）病区服务模式：遵循"五全"照顾原则，建立以社区为主导、门诊为依托、病区和居家（家庭病床）为核心保障的四位一体服务体系。

（2）门诊服务模式：根据各地区社区卫生服务中心的规模设置。

（3）居家服务模式：多学科团队根据病人的需要定期上门开展服务。

3. 居家安宁疗护服务模式　提供居家安宁疗护的医护人员可来自医院、宁养院、安宁疗护中心或社区卫生服务中心等服务机构。组建多学科合作团队，其中医生、护士和社工是主要的核心成员，如条件允许，可另配备内勤人员、司机等，为有需要的终末期病人及家属提供居家照护服务。

（三）老年人安宁疗护的实践内容

1. 症状控制　临终老年病人的各种不适症状，使其在身体上受到极大的痛苦。因此，症状控制及护理是安宁疗护的核心内容，是心理、社会、精神层面照护的基础。常见症状有疼痛、呼吸困难、咳嗽、咳痰、咯血、恶心、呕吐、呕血、便血、腹胀、水肿、发热、厌食/恶病质、口干、睡眠/觉醒障碍（失眠）、谵妄、吞咽困难、便秘等。通过症状管理措施尽量减轻临终老年病人的痛苦，最大限度提高病人的生活质量。

2. 舒适护理　舒适护理是一种整体的、个性化的、创造性的、有效的护理模式，其目的是让病人在生理、心理、社会、精神上达到最愉快的状态，或缩短、降低不愉快的程度。

（1）生理舒适：保持临终老年病人的卫生清洁；协助其更换卧位、进食饮水等促进临终老年病人的生理舒适。

（2）心理舒适：激发临终老年病人自尊、自信、自强，自我价值得到满足。

（3）社会舒适：根据病情安排家属亲友的陪伴、鼓励；允许亲友、同事等亲密的人探视，也可以通过适宜的时间召开病友会，帮助临终老年病人从新的人际关系中获得舒适感。

（4）环境舒适：美化环境，使临终老年病人居住环境清洁、明亮、安静、温湿度适宜；病房家庭化；适当摆放绿色植物；居室生活方便，且身体和视觉上恬静、优雅、舒适，通过美好舒适的环境来舒缓不良情绪。

3. 心理支持和人文关怀　安宁疗护工作人员应正确判断临终老年病人的心理分期，通过与病人的交流和陪伴，了解临终老年病人的心理需求和意愿，帮助其缓解情感上的不安，适应临终这个突发事件，以提高临终老年病人的生命质量；鼓励家属参与照护、及时表达对病人的关心，让他们感受到外界的关心与支持，尽力满足病人的要求和希望，使他们在精神上得到抚慰，陪伴临终老年病人直至其离世；安宁疗护工作人员需要向身处困境的家属提供尊重、关心和倾听等,给予情感安慰,同时为其提供疾病信息、家庭事务、丧葬礼仪、政策福利、救助机构等信息支持。

(四)老年人对待死亡的心理类型

由于受到许多因素的影响,如文化程度、社会地位、宗教信仰、年龄、性格、心理成熟程度、身体状况、经济状况和社会支持系统等,不同的老年人对待死亡的态度也有很大差异。

1. 理智型 能从容地面对死亡,并在临终前安排好自己的工作、家庭事务及其他后事。

2. 积极应对型 能忍受着病痛的折磨和诊治带来的痛苦,寻找各种治疗方法以赢得生机,用顽强的意志与病魔斗争。

3. 接受型 这类老年人有两种情况,一种是被动地无可奈何地接受死亡的事实,另一类是老年人有一定的精神信仰,对生老病死自然规律有正确的认识和观念。

4. 恐惧型 对死亡的恐惧,过度关注自己机体的功能,喜欢服用一些滋补、保健药品,不惜一切代价延长生命。

5. 解脱型 他们对生活已毫无兴趣,觉得活着是一种痛苦,所以希望早点了结人生。

6. 无所谓型 这类型老年人不理会死亡,也不去想。

(五)老年人死亡教育的实施

1. 教育对象 老年人,尤其是临终老年人及其家属。

2. 教育内容

(1)树立正确的生死观:帮助老年人正确认识死亡的正面意义,接受生命的自然规律,坦然面对死亡,珍惜生命,提升生命质量。

(2)学习死亡的相关知识:引导老年人主动学习死亡的生理、心理变化及死亡的分期等相关知识,帮助其作好心理准备,消除对死亡的恐惧,以乐观的态度和积极的情绪战胜疾病,接纳死亡。

(3)理性认知疾病和死亡:需要把握时机,因人因时,寻找合适的方式给老年人进行有关老化、疾病、死亡的健康教育,增强其主观能动性,提高其生命质量。

(4)回顾人生与赋予意义:引导老年人回顾其过去的美好生活、难忘时光、患病经历,品味人生过程。引导其扮演好人生的重要角色,发掘生命潜能,为生命和死亡赋予意义。

(5)协助完成心愿:尊重临终老年人要从其最放心不下的人和事开始,引导其交代未完事宜,尽早完成自己的心愿,从容应对死亡。

（6）鼓励坦诚沟通：鼓励家属陪伴并适时表达关爱，引导临终老年人与其家人、朋友、同事相互道谢、道歉、道爱、道别，彼此交流分享。

3. 教育的形式、方法、注意事项

（1）可根据不同情况采取的形式：①文字材料。②个人指导。③各种媒体、电视、报纸、杂志。④讲座。⑤社团活动等。

（2）可根据具体阶段的不同，因人选择的方法：①随机教育法。②观摩与讨论法。③阅读指导法。④模拟想象法。⑤社区实践法。

（3）注意事项：①建立相互信任的治疗性关系是进行死亡教育的前提。②坦诚沟通关于死亡的话题，不敷衍不回避。③老年人对死亡的态度受到多种因素影响，应给予尊重。

（六）丧偶老年人的哀伤辅导

1. 陪伴与聆听　使老年人感到并非自己独自面对不幸，从而增强战胜孤独的信心。

2. 引导发泄　帮助他们分析，学会原谅自己，避免自责。

3. 转移注意力　建议丧偶老年人多参与外界交往，探亲访友，旅游度假，发展业余爱好。

4. 建立新的生活方式　与子女、亲友重建和谐的依恋关系。

5. 再婚　再婚对于社会、家庭及老年人的健康长寿均是有益的。

6. 随访　居丧服务团队可以通过信件、电话、访视等对丧偶老年人跟踪随访，保证丧偶老年人能够获得持续性关爱和支持。

（七）安宁疗护护士的职责

1. 安宁疗护的实施者　护士协助执业医师开展疾病终末期病人的诊疗管理；提供入院、转诊、照护、舒缓治疗咨询；开展症状控制护理、舒适护理、心理和精神护理及社会支持。指导其家属如何对病人实施最佳照护，还需对家属进行丧亲辅导。

2. 安宁疗护的协调者　安宁疗护实践以多学科协作模式进行。作为责任人的护士是合作者、结合者和协调者，起着沟通、交流、协调的作用，让病人及家属得到有序、有效、合理、最佳照护。通过护士的协调使病人得到整体、连续有效的护理，增强了团队的协作力，提高了工作效率。

3. 安宁疗护病人的代言者　护士作为医疗团队中与终末期病人接触最多的专业人员，要对病人治疗的疗效和负担、生理症状、心理或精神困扰、社会因素、个人目标、价值观和预期生存时间、教育及信息需求以及影响照护的文化因素均需进行连续、动态评估，并结合自身的专业理论知识和其临床经验对结果进行评判，其结果可为安宁疗护护士制定针对性的护理干预措施提供参考依据,也是临床医生制订和修改诊疗计划的评判依据。

4. 安宁疗护工作的教育者　护士作为教育者具有两层含义。其一,护士是病人照护过程中健康教育的主要实施者。其二,护士也是护理同行的教育者。安宁疗护由于服务对象的特殊性,其临床实践也具有挑战性,安宁疗护护士在实践中不断探索经验,也以教育者的身份将知识和经验传递。

5. 安宁疗护的研究者　专业学科的发展离不开科研创新及临床实践。护士作为安宁疗护实践的主要实施者,与服务对象接触最为紧密,从事安宁疗护的护士可综合国内外安宁疗护研究热点及前沿,结合我国终末期病人的需求和安宁疗护的本土化需求,在更广泛的范围内开展本土化研究。

二、习题与解析

(一)选择题

【A1 型题】

1. 安宁疗护的理念下列**不包括**

　　A. 维护生命,把濒死认作正常过程

　　B. 极度痛苦的病人放弃救治

　　C. 控制疼痛及心理精神问题

　　D. 提供支持系统以帮助家属处理丧事并进行心理抚慰

　　E. 不加速也不拖延死亡

答案:B

解析:安宁疗护不是放弃对病人的积极救治,而是用专业的方法帮助病人,尽量提高其生活质量。

2. 关于安宁疗护中维护病人的尊严,描述**不正确**的是

　　A. 采取病人自愿接受的治疗方法

　　B. 尊重病人对生命末期治疗的自主权利

　　C. 照护过程中注意病人多方面的感受

　　D. 尊重病人的文化和习俗需求

　　E. 主要关注疾病,减轻痛苦

答案:E

解析:维护病人尊严包括:尊重病人对生命末期治疗的自主权利,尊重病人的文化和习俗需求,采取病人自愿接受的治疗方法;并在照护过程中,注意病人多方面的

感受,而不是只关注疾病。

3. 下列**不属于**安宁疗护目标的是

A. 帮助病人平静离世   B. 减轻病人痛苦

C. 减轻丧亲者的负担   D. 努力治愈原发疾病

E. 维护病人尊严

答案：D

解析：安宁疗护的目标是维护病人尊严；减轻病人痛苦；帮助病人平静离世；减轻丧亲者的负担。不是努力治愈原发疾病,而是控制症状,提高生活质量。

4. 我国首家安宁疗护机构成立的时间和地点是

A. 1988年,上海   B. 1978年,北京

C. 1986年,西安   D. 1988年,天津

E. 1992年,广州

答案：D

解析：1988年天津医科大学成立我国首家临终关怀研究中心。

5.《中华人民共和国基本医疗卫生与健康促进法》中第三十六条规定："各级各类医疗卫生机构应当分工合作,为公民提供预防、保健、治疗、护理、康复、安宁疗护等全方位全周期的医疗卫生服务",施行的时间是

A. 2020年6月1日   B. 2021年7月1日

C. 2010年1月1日   D. 2022年1月1日

E. 2017年12月1日

答案：A

解析：《中华人民共和国基本医疗卫生与健康促进法》2020年6月1日施行。

6. 2022年国家卫生健康委等15部门联合印发的一个文件提出：坚持健康至上,以老年人健康为中心,提供包括健康教育、预防保健、疾病诊治、康复护理、长期照护、安宁疗护等在内的老年健康服务。这个文件是:

A.《国家积极应对人口老龄化中长期规划》

B.《关于加强新时代老龄工作的意见》

C.《老年人健康管理服务规范》

D.《"十四五"健康老龄化规划》

E.《关于建立完善老年健康服务体系的指导意见》

答案：D

解析：2022年国家卫生健康委等15部门联合印发《"十四五"健康老龄化规划》,

规划提出：坚持健康至上，以老年人健康为中心，提供包括健康教育、预防保健、疾病诊治、康复护理、长期照护、安宁疗护等在内的老年健康服务。

7. 安宁疗护的模式包括

　　A. 医院、社区和居家安宁疗护模式

　　B. 养老院、医院和社区安宁疗护模式

　　C. 养老院、医院和居家安宁疗护模式

　　D. 居家、宁养院和医院安宁疗护模式

　　E. 居家、宁养院和社区安宁疗护模式

答案：A

解析：安宁疗护的模式有医院安宁疗护模式、社区安宁疗护服务模式和居家安宁疗护服务模式三种。

8. 提供居家安宁疗护的医护人员**不能**来自

　　A. 医院　　　　　　　　　　　B. 个体诊所

　　C. 宁养院　　　　　　　　　　D. 社区卫生服务中心

　　E. 安宁疗护中心

答案：B

解析：提供居家安宁疗护的医护人员可来自医院、宁养院、安宁疗护中心或社区卫生服务中心等服务机构。

9. 关于医院安宁疗护小组服务模式的描述**不正确**的是

　　A. 在普通病房能接受安宁疗护服务

　　B. 跨区域、跨科别的医院安宁疗护模式

　　C. 病人原病区的医疗护理团队制订照护计划

　　D. 在医院成立安宁疗护多学科小组，协同原病区医疗护理团队为生命终末期且有安宁疗护需求的病人提供服务

　　E. 小组负责人可由接受过安宁疗护专项培训的护士长担任

答案：C

解析：安宁疗护多学科小组评估病人及家属身体、心理、社会及精神方面的需求，与病人原病区的医疗护理团队共同制订照护计划。

10. 安宁疗护的"五全"照顾**不正确**的是

　　A. 全人照顾　　　　　　　　　B. 全队照顾

　　C. 全体医护人员照顾　　　　　D. 全社区照顾

　　E. 全家照顾

答案：C

解析：安宁疗护的"五全"照顾，即全人照顾、全家照顾、全程照顾、全队照顾、全社区照顾。

11. 老年人安宁疗护的实践内容**不包括**

    A. 症状控制　　　　　　　　B. 人文关怀

    C. 舒适护理　　　　　　　　D. 为老人做决策

    E. 心理支持

答案：D

解析：老年人安宁疗护的实践内容有症状控制、舒适护理、心理支持和人文关怀。

12. 安宁疗护的舒适护理的描述，**错误**的是

    A. 生理舒适　　　　　　　　B. 环境舒适

    C. 心理舒适　　　　　　　　D. 社会舒适

    E. 颜值舒适

答案：E

解析：安宁疗护护士从临终老年人的生理舒适、心理舒适、社会舒适、环境舒适方面提供优质的护理服务。

13. 安宁疗护疼痛护理可选用的正确方法是

    A. 药物疗法、音乐疗法、松弛术、心理暗示疗法

    B. 药物疗法、音乐疗法、心理疗法、手术疗法

    C. 药物疗法、音乐疗法、针灸疗法、全麻治疗

    D. 药物疗法、心理疗法、手术疗法、催眠法

    E. 药物疗法、心理疗法、手术疗法、全麻治疗

答案：A

解析：安宁疗护疼痛护理的方法包括药物疗法药、音乐疗法、心理疗法及其他方法缓解疼痛，如松弛术、催眠术、针灸疗法、神经外科手术疗法等。

14. 下列属于环境舒适护理内容的是

    A. 安排家属陪伴鼓励　　　　B. 允许亲友、同事探视

    C. 保持病室清洁、明亮、安静　　D. 做好个人卫生清洁

    E. 适时召开病友会

答案：C

解析：安排家属陪伴鼓励，允许亲友、同事探视，适时召开病友会是社会舒适护理的内容；做好个人卫生清洁是生理舒适护理的内容。

15. 关于生理舒适的描述**错误**的是
     A. 床上擦浴　　　　　　　　B. 家属陪伴
     C. 协助进食　　　　　　　　D. 更换卧位
     E. 口腔护理

答案：B

解析：家属陪伴是社会舒适。

16. 老年人对待死亡的态度有很大的差异,受到许多因素的影响,其中**不妥**的是
     A. 文化程度　　　　　　　　B. 宗教信仰
     C. 性格、心理成熟程度　　　　D. 性别
     E. 社会支持系统

答案：D

解析：老年人对待死亡的态度的差异受文化程度、社会地位、宗教信仰、年龄、性格、心理成熟程度、身体状况、经济状况和社会支持系统等影响,没有性别。

17. 老年人对待死亡的心理类型**错误**的是
     A. 积极应对型　　　　　　　B. 理智型
     C. 无所谓型　　　　　　　　D. 恐惧型
     E. 自我认知型

答案：E

解析：老年人对待死亡的态度也有理智型、接受型、积极应对型、恐惧型、解脱型和无所谓型六种。

18. 老年人死亡教育的内容**不包括**
     A. 学习死亡的相关知识　　　　B. 理性认知疾病和死亡
     C. 体验"模拟葬礼"式教育　　　D. 树立正确的生死观
     E. 回顾人生与赋予意义

答案：C

解析：体验"模拟葬礼"式教育是对医学生和医务人员的方式。

19. 老年人死亡教育的形式,以下**错误**的是
     A. 个人指导　　　　　　　　B. 各种媒体、电视、报纸、杂志
     C. 社团活动　　　　　　　　D. 音乐
     E. 文字材料

答案：D

解析：老年人死亡教育的形式可根据不同情况采取:①文字材料。②个人指导。

③各种媒体、电视、报纸、杂志。④讲座。⑤社团活动等。

20. 居丧期护理，**不属于**急性悲伤期护理措施的是

    A. 鼓励居丧者参与社会活动

    B. 提前评估家属的健康状态

    C. 护士应首先将急性悲伤期家属安排到安静的房间

    D. 陪伴和抚慰

    E. 尊重病人或家属的习俗和遗愿

答案：A

解析：鼓励居丧者参与社会活动是后期随访的措施。

【A2 型题】

21. 李爷爷，男，87 岁。心力衰竭引起多器官衰竭，最后的日子住安宁疗护病房，护士要保证其舒适。舒适护理**不包括**的是

    A. 生理舒适　　　　　　　B. 心理舒适

    C. 社会舒适　　　　　　　D. 环境舒适

    E. 创伤治疗

答案：E

解析：安宁疗护护士从临终老年人的生理舒适、心理舒适、社会舒适、环境舒适方面提供优质的护理服务。主要强调的是对病人的不适症状进行控制，所以不选择增加痛苦的创伤治疗。

22. 吴爷爷，男，84 岁。1 年前诊断为肺癌，进行了化疗，但身体状况不断恶化，再次住院检查已经有脑和骨骼的转移，病人出现极度呼吸困难和疼痛。通过 2 周的治疗，症状得到控制，病人希望出院回家，觉得家里有老伴陪伴且生活舒适，但儿女担心回家照顾不好，觉得医院安全。护士指导该病人可以选择的照护模式是

    A. 继续住胸外科接收继续治疗

    B. 住社区安宁疗护病房

    C. 住胸外科接受安宁疗护

    D. 转医院的安宁疗护病房

    E. 尊重老人意愿，居家安宁疗护

答案：E

解析：对于疾病终末期的病人应充分尊重其知情权与决策权，所以应按老人的意愿选择居家安宁疗护，既得到专业的服务，又能有家人陪伴，无痛苦、体面、有尊严、坦然、平静、安详地走完人生的最后一程。

23. 乔奶奶,女,80 岁。肝癌晚期,住社区安宁疗护病房,护理人员引导病人与其家人、朋友、同事应该相互

    A. 道谢、道歉、道意、道别   B. 道谢、道礼、道爱、道别

    C. 道情、道歉、道爱、道别   D. 道谢、道歉、道爱、道别

    E. 道谢、道歉、道爱、道友

答案: D

解析: 引导临终老年病人与其家人、朋友、同事相互道谢、道歉、道爱、道别,彼此交流分享。

24. 刘爷爷,男,79 岁。胃癌晚期,病情日趋恶化。今天,病人看上去心情和精神还好,护士小刘计划给病人实施死亡教育。以下教育内容**不合适**的是

    A. 学习死亡的相关知识   B. 刻意隐瞒疾病

    C. 理性认知疾病和死亡   D. 树立正确的生死观

    E. 回顾人生与赋予意义

答案: B

解析: 帮助老年人理性面对和接纳自己的老化、疾病、死亡状况,增强其主观能动性,提高其生命质量。不能刻意隐瞒疾病

25. 李奶奶,76 岁。老伴于 1 个月前因突发脑出血去世,李奶奶接受不了现实,整天不愿说话,时而悄悄落泪,吃饭睡眠都不好。邻居来看望她时,她总是说自己没照顾好老伴,没按时带老伴去体检,后悔不已。安宁疗护护士要给李奶奶做哀伤辅导,分析她现在的心理特点是什么阶段

    A. 内疚   B. 麻木

    C. 怀念   D. 恢复

    E. 渴望

答案: A

解析: 李奶奶总觉得对不起逝者,埋怨自己,这是典型的内疚、自责或懊悔心理。

26. 梁爷爷,87 岁,肺癌晚期住医院安宁疗护病房,由独生女儿来照顾,女儿 63 岁,有原发性高血压 10 年,近期父亲病情极度恶化,呼吸困难严重,医生告知可能父亲不久会辞世。女儿非常难过,寝食不安。安宁疗护护士对女儿急性悲伤期护理**不正确**的是

    A. 提前评估女儿的健康状态

    B. 病人离世,护士应首先将女儿安排到安静的房间

    C. 鼓励女儿找朋友看电影调节心情

D. 允许家属倾诉和哭泣来释放情绪

E. 进行遗体护理时,尊重个人宗教信仰

答案:C

解析:鼓励居丧者参与社会活动走出悲伤是后期随访的措施。

27. 某公寓高奶奶,84 岁,老伴因肝硬化于 2 个月前去世。老两口一辈子感情非常好,老伴的离世让高奶奶难以接受,整日以泪洗面,一个人闷在家不愿出去。她又患有糖尿病,儿女十分担心,求助护士给予指导,以下**不妥**的是

A. 引导奶奶通过哭泣发泄情绪

B. 让儿女多陪伴

C. 教育高奶奶要面对现实,不要活在过去

D. 鼓励奶奶发展业余爱好,如养花

E. 鼓励奶奶走亲访友

答案:C

解析:丧偶老年人的哀伤辅导应从六方面进行:陪伴与聆听;引导发泄;转移注意力;建立新的生活方式;再婚;随访。但不能教育老人,应该多安慰、鼓励及引导。

【A3/A4 型题】

(28~31 题共用题干)

李爷爷,72 岁,5 个月前发现胆管癌,出现肺、胸膜、腹腔淋巴结转移,主要由 70 岁的老伴和独生子轮流陪伴。李爷爷多次入院,先后行化疗、放疗,靶向治疗,病情还是在恶化,身体状况越来越差,没好转希望,心情也很郁闷。家人也悲伤不已,整天沉默不语,一家人几乎没有语言上的交流。气氛非常沉重。

28. 为了提高李爷爷生活质量,作为护士指导其家人为其选择有效的方式是

A. 到顶级的医院做手术 　　　 B. 继续化疗、放疗

C. 放弃治疗,顺其自然 　　　 D. 选择隐居放松,希望奇迹出现

E. 选择安宁疗护

答案:E

解析:对没有治愈希望的病人选择安宁疗护,可以维护病人尊严、减轻病人痛苦,提高生活质量,还能帮助病人平静离世、减轻丧亲者的负担。

29. 李爷爷一周后转入某医院安宁疗护病房,安宁疗护护士**不需要**完成的职责是

A. 协助执业医师开展疾病终末期病人的诊疗管理

B. 与安宁疗护团队其他成员进行信息交流、咨询并反馈信息,制定最佳护理措施

C. 李爷爷疼痛严重，医生不在时安宁疗护护士可以给其开止痛药物的处方

D. 要对病人治疗的疗效和负担、生理症状、心理社会或精神困扰、个人目标、价值观和预期生存时间、教育及信息需求以及影响照护的文化因素均需进行连续、动态评估

E. 做健康教育指导，如用药指导、饮食指导、运动指导等

答案：C

解析：安宁疗护护士是安宁疗护工作的实施者、协调者、教育者，也是安宁疗护病人的代言者及安宁疗护的研究者，但任何情况没有开处方的权利，只有医生才能开。

30. 安宁疗护护士给李爷爷实施死亡教育，**错误**的是

A. 不应告知疾病情况

B. 学习死亡的相关知识

C. 回顾人生与赋予意义

D. 协助完成心愿

E. 引导临终老年人与其家人、朋友、同事相互道谢、道歉、道爱、道别

答案：A

解析：帮助老年人理性面对和接纳自己的老化、疾病、死亡状况。增强其主观能动性，提高其生命质量，不留遗憾。不能不告知。

31. 李爷爷于4个月后平静、安详地去世。但老伴还是难以接受现实，觉得一个人孤独无靠，整日以泪洗面，茶饭不思，安宁疗护护士给予的帮助**不妥**的是

A. 转移注意力　　　　　　　　B. 引导发泄

C. 陪伴与倾听　　　　　　　　D. 再婚

E. 搬离原来的住所

答案：E

解析：丧偶老年人为了避免睹物思人，可以到亲戚朋友家住一段时间，或外出度假转移注意力，慢慢地淡忘，但不一定就要搬离原来的住所。

（二）简答题

1. 安宁疗护的模式有哪些？

解析：安宁疗护模式有以下三种：

（1）医院安宁疗护模式：病房服务模式、小组服务模式、出院延续护理服务门诊模式。

（2）社区安宁疗护服务模式：病区服务模式、门诊服务模式、居家服务模式。

（3）居家安宁疗护服务模式。

2. 安宁疗护的理念是什么?

解析:安宁疗护的理念为:维护生命,把濒死认作正常过程;不加速也不拖延死亡;控制疼痛及心理精神问题;提供支持系统以帮助家属处理丧事并进行心理抚慰。安宁疗护不是放弃对病人的积极救治,而是用专业的方法帮助病人,尽量提高其生活质量,不只是延长生存期,同时帮助病人的家庭和亲属能够平静面对亲人的离世。

3. 老年人对待死亡的心理类型有哪些?

解析:心理类型有理智型、积极应对型、接受型、恐惧型、解脱型、无所谓型六种。

4. 丧偶老年人的心理特点是什么?

解析:老年人丧偶后,心理反应一般要经过四个阶段:麻木、内疚、怀念、恢复。

5. 老年安宁疗护护士的职责有哪些?

解析:职责包括:①安宁疗护的实施者;②安宁疗护的协调者;③安宁疗护病人的代言者;④安宁疗护工作的教育者;⑤安宁疗护的研究者。

(三)案例分析题

1. 邵奶奶,76岁,5年前因腰痛发现腹膜后占位,经手术确诊为"高级别软组织肉瘤",先后行3次肉瘤扩大切除术及30次放疗。4个月前肉瘤复发,右腰背部可触及一大小约12cm×15cm肿块,压痛明显,局部皮肤坏死破溃,老伴和儿女陪伴其来医院,医疗团队通过与奶奶沟通,她完全了解病情,知道没什么好的治疗方法了,目前最需要的就是控制症状,减少疼痛。

请问:(1)在尊重邵奶奶的意愿的情况下,家人应该为邵奶奶选择什么姑息治疗方式?

(2)针对邵奶奶的情况,选择的姑息治疗的方式应该达到的目标是什么?

解析:(1)因为邵奶奶非常清楚自己的疾病,家人应选择安宁疗护病房服务模式。尽量使邵奶奶身心舒适,提高她的生活质量。

(2)选择安宁疗护的目标,可以维护奶奶的尊严,尊重她的意愿;针对出现的症状,减轻她的疼痛等不适症状的痛苦,提高其生活质量;激发奶奶的自尊、自信、自强,自我价值得到满足达到心理舒适;安排家属亲友的陪伴、鼓励;允许亲友、同事等亲密的人探视,也可以通过适宜的时间召开病友会,帮助奶奶从新的人际关系中获得社会舒适感;美化居住环境,来舒缓不良情绪,达到内心平和、精神健康,尽量无遗憾地平静离开人世;同时也能减轻家属的照护负担,并提供居丧期的帮助和支持。

2. 刘爷爷,75岁,因经常腹痛由儿子陪伴来医院检查,诊断为胰腺癌晚期。医生向其儿子解释刘爷爷的病情通过目前的治疗只能缓解他的症状,建议通过安宁疗护提升舒适度和生活质量。

请问:(1)刘爷爷的儿子为什么同意父亲接受安宁疗护?

(2)作为安宁疗护护士如何为刘爷爷实施死亡教育?

解析:(1)由于刘爷爷的病情,目前的治疗只能缓解他的症状,因此通过缓解疼痛,提升其舒适度和生活质量,使其在有限的生命时间里活得有意义,不要留下遗憾。符合安宁疗护的理念和目标。

(2)安宁疗护护士需要从以下6个方面给刘爷爷进行死亡教育:①树立正确的生死观。使他接受生命的自然规律,坦然面对死亡,珍惜生命,提升生命质量。②学习死亡的相关知识。帮助他作好心理准备,消除对死亡的恐惧,以乐观的态度和积极的情绪战胜疾病,接纳死亡。③理性认知疾病和死亡。增强他主观能动性,提高其生命质量。④回顾人生与赋予意义。发掘他生命潜能,为生命和死亡赋予意义。⑤协助完成心愿。尊重他要从最放心不下的人和事开始,引导其交代未完事宜,尽早完成自己的心愿,从容应对死亡。⑥鼓励坦诚沟通。鼓励家属陪伴并适时表达关爱,引导他与其家人、朋友、同事相互道谢、道歉、道爱、道别,彼此交流分享。

(秦勤爱)

主要参考文献

[1] 王春先, 张小燕. 老年护理学习指导 [M]. 北京: 人民卫生出版社, 2016.

[2] 罗先武, 王冉. 考试达人: 2022 全国护士执业资格考试轻松过 [M]. 北京: 人民卫生出版社, 2022.